Cura tus alergias

Y goza de tu vida

Cura tus alergias

Y goza de tu vida

Martín F. Healy
Lic.Ac. (RU) MBAcC.

Grupo Editorial Tomo, S. A. de C. V.
Nicolás San Juan 1043
03100 México, D. F.

1a. edición, noviembre 2003.

© *Cure Your Allergies*
Martin F. Healy
Primero publicado en inglés en 2001
por The C.W. Daniel Company Ltd.

© 2003, Grupo Editorial Tomo, S.A. de C.V.
Nicolás San Juan 1043, Col. Del Valle
03100 México, D.F.
Tels. 5575-6615, 5575-8701 y 5575-0186
Fax. 5575-6695
http://www.grupotomo.com.mx
ISBN: 970-666-845-4
Miembro de la Cámara Nacional
de la Industria Editorial No 2961

Traducción: Lorena Hidalgo Z.
Diseño de portada: Trilce Romero
Supervisor de producción: Leonardo Figueroa

Derechos reservados conforme a la ley
Ninguna parte de esta publicación podrá ser reproducida o
transmitida en cualquier forma, o por cualquier medio electrónico
o mecánico, incluyendo fotocopiado, cassette, etc., sin autorización
por escrito del editor titular del Copyright.
Este libro se publicó conforme al contrato establecido entre
The C.W. Daniel Company, Ltd. y *Grupo Editorial Tomo, S.A. de C.V.*

Impreso en México - *Printed in Mexico*

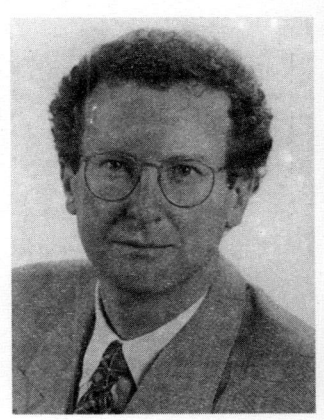

Acerca del autor

Martin Healy estudió durante tres años en el Colegio de Acupuntura Tradicional, en Inglaterra, y se graduó en 1983. Fue pupilo del profesor J. R. Worsley, pionero del uso de la Acupuntura de los Cinco Elementos. Es miembro del *British Acupuncture Council*.

Después de graduarse, Martin Healy estudió con el doctor Anthony Hodson, investigador pionero de la medicina para las alergias en Inglaterra. Desde entonces ha trabajado casi de manera exclusiva con pacientes alérgicos usando diferentes pruebas antes de decidirse por una prueba de anticuerpos IgG en la sangre. La Acupuntura de los Cinco Elementos proporciona el otro elemento de este enfoque sin igual.

Contenido

Reconocimientos 9

Introducción 11

Capítulo uno
El potencial de este sistema 13

Capítulo dos
El sistema inmunológico 23

Capítulo tres
Cómo comienza la alergia a los alimentos 37

Capítulo cuatro
Causas de toxicidad intestinal 47

Capítulo cinco
Candida albicans 55

Capítulo seis
Bebés y niños 65

Capítulo siete
Algunas condiciones comunes (y cómo aliviarlas) 77

Capítulo ocho
Hormonas y terapia de reposición hormonal 87

Capítulo nueve
Pruebas de alergias 105

Capítulo diez
Productos lácteos 121

Capítulo once
17 perfiles de alimentos 133

Capítulo doce
Acupuntura de los Cinco Elementos 151

Capítulo trece
Hacia una buena salud 167

Apéndice 1
Profesor J.R. Worsley 175

Apéndice 2
Dr. Edward Bach 177

Apéndice 3
Simon Charles 181

Referencias 183

Bibliografía 189

Reconocimientos

Un agradecimiento especial a mi maestro, el profesor J.R. Worsley, quien recalcó en mí la manera en que la raíz de la mayoría de las enfermedades de occidente se encuentra enterrada dentro de nuestras emociones perturbadas. Es un maestro que presenta sus enseñanzas con absoluta elegancia.

Agradezco especialmente al doctor Anthony Hodson pues él también ha sido un maestro amable y entusiasta. Hodson, quien dedicó su vida profesional a la "búsqueda de un elemento presuntamente ausente en el entendimiento de la medicina moderna y su dependencia sobre la terapia de medicamentos", al final se dio cuenta que la dieta era ese faltante.

Gracias a su hijo, Philip, quien me presentó al Dr. Hodson. Philip y yo estudiamos juntos en la universidad de acupuntura y después con su padre. Aprendimos tanto durante esos años y tuvimos la oportunidad de llevarlo a la práctica en su clínica en Cambridge a mediados de los ochenta. Es un amigo especial.

A Edward Bach (1886-1936), famoso por los remedios de las flores de Bach —hace muchos años me topé con sus escritos y es alguien a quien llegué a admirar por completo. Un hombre cuyas percepciones acerca de la naturaleza divina de la vida humana y cuya claridad en cuanto a la verdadera razón de la existencia del hombre en este planeta ofrecen a la medicina occidental algo que jamás había tenido —una filosofía.

A Simon Charles, un muy buen amigo y colega cuyo espíritu indomable es una inspiración y cuya amistad ha sido permanente como la estrella polar.

A amigos especiales como Maureen Gilbert, Helen Litton y Michael Dunne, cuya destreza como editores me ayudó a dar forma a este libro. A Philip Quested, el artista que realizó las ilustraciones para el libro, gracias.

A mi secretaria, Kate Kirwan, un agradecimiento especial porque además de encargarse desinteresadamente de llevar la práctica día a día, me ayudó y me apoyó durante esos ajetreados dos años en los que escribí este libro.

A todos mis pacientes por su apoyo durante los últimos diecisiete años, un agradecimiento especial y más a aquellos que me permitieron utilizar sus casos y fotografías para que otras personas recibieran ayuda igual que ellos.

El autor y el editor agradecen al *Bournemouth News* y *Picture Agency* por permitirnos utilizar las fotografías de Patrick Webster, poseedor del récord de estornudos quien estornudó 700 veces al día durante 35 años, y a Craig Stennant, Otley, West Yorkshire, por la fotografía de Christine Alden.

Por último, mi agradecimiento a Don Harper, un hombre excelente que me ofreció su ayuda cuando llegué a esta oficina con nada más que un montón de papeles e ideas.

Introducción

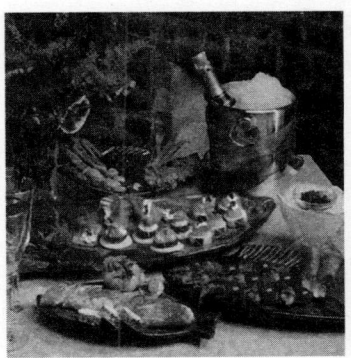

En este mundo cada vez más ajetreado, más y más personas —varones, mujeres, adolescentes y bebés— padecen de alergia a los alimentos. Todos conocemos las advertencias de salud asociadas al consumo excesivo de alimentos como sal, grasa, azúcar, etc. No obstante, mucha gente ignora que los alimentos alergenos más comunes —alimentos que ocasionan reacciones alérgicas— son los productos que se dice que son los más saludables: cereales ricos en fibra, pan integral, productos lácteos ricos en calcio, frutas cítricas ricas en vitaminas y muchos más. Para algunas personas, la alergia a estos alimentos es la causa de muchas condiciones médicas como asma, eczema, artritis, migraña, sinusitis y síndrome de intestino irritable.

Este libro se escribió para informarte sobre un nuevo enfoque acerca de las alergias con base en evidencias que indican que la mayoría de las reacciones alérgicas a la comida son retrasadas, algunas veces tardan varios días en manifestarse.

Esta nueva evidencia contrasta por completo a lo que se creía hasta ahora. También significa que muchas de las pruebas desarrolladas antes de este enfoque son obsoletas.

Este libro detalla mi enfoque para tratar alergias y la manera en que ha ayudado a muchos de mis pacientes durante casi veinte años. Presta especial atención a:

- La manera en que la gente se vuelve alérgica y cómo sucede,
- Las diferencias entre las pruebas de alergias,
- Cómo aumentar la resistencia a las alergias.

También trata de las limitaciones de la aplicación de las pruebas de alergias. Muchas condiciones no están relacionadas a las alergias y, por lo tanto, no pueden resolverse por medio de dichas pruebas. Los casos presentados en este libro relatan síntomas y condiciones que, en mi experiencia, han respondido bien a mi enfoque particular de las pruebas, cambios en la alimentación y acupuntura. Mientras que los principios básicos para tratar enfermedades relacionadas a alergias son los mismos, para obtener los mejores resultados, el tratamiento debe ser ajustado a las necesidades individuales.

Espero que este libro aliente a otros practicantes a considerar las posibilidades de la prueba IgG de alergias por medio de lo que ahora puede identificarse como alergenos de "respuesta retardada". Sin embargo, debido a que la evidencia científica en cuanto a dichas reacciones alérgicas no es concluyente, las hipótesis de este libro se basan en gran medida en la evaluación de los problemas presentados por mis pacientes. Es urgente que se realicen más investigaciones sistemáticas sobre el tema.

Martin F. Healy

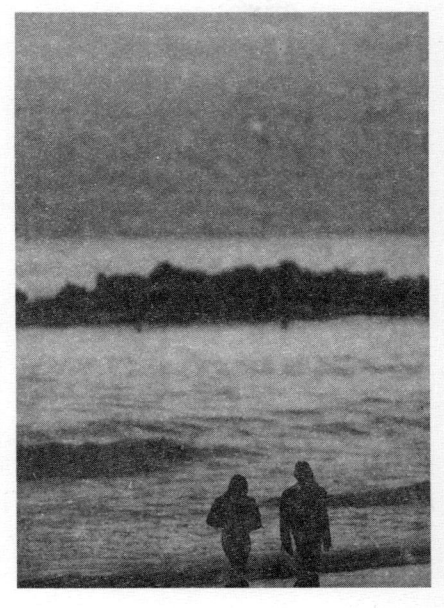

CAPÍTULO UNO

El potencial de este sistema

Tengo la creencia de que muchas de las enfermedades que en la actualidad se consideran como condiciones médicas independientes —por ejemplo, síndrome de intestino irritable, asma, eczema, soriasis, artritis, sinusitis y migraña —son diferentes manifestaciones del mismo fenómeno: alergia a la comida. Si los alimentos alergenos se identifican de manera exacta y se eliminan de la dieta, por lo general se da un mejoramiento importante en la salud.

La mayoría de las personas afectadas tienen relativamente pocas alergias primarias —dos o tres cuando mucho —de manera que el proceso de identificación de la alergia rara vez es difícil. Se nota un mejoramiento después de unos días de haber modificado la dieta de manera adecuada, menos de tres semanas.

Los siguientes dos fragmentos de artículos de periódicos dan una idea de lo que es posible. Son relevantes porque las personas involucradas permitieron que su identidad se diera a conocer y comparten de manera abierta todos los aspectos de su condición y el resultado después del tratamiento.

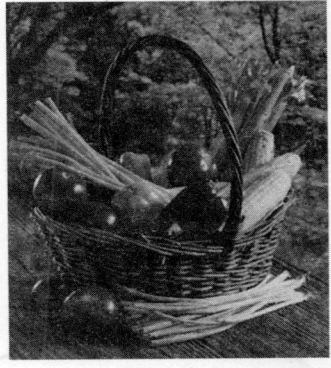

Los síntomas presentados en dichos artículos son los presentados con mayor frecuencia por quienes padecen de la condición. Si tus síntomas son similares a éstos, es posible que tu resultado sea similar.

Publicación: *Irish Times*,

lunes 11 de enero de 1999

Nuevas pruebas de alergias pueden significar el fin de las interminables listas de alimentos prohibidos —y mejores resultados. Un especialista de Dublín está combinándolas con acupuntura para combatir los efectos secundarios del ritmo de la vida. Arminta Wallace estaba sorprendida.

¿Por qué hay tanta gente que padece alergias hoy en día? Hace veinte años no se consideraba que alguien fuera alérgico a menos que cayera muerto al ver un gato o después de comer mariscos. Ahora, toda familia respetable parece tener un miembro alérgico a algo, al polvo, leche de vaca, pelo de perro, gluten, levadura, nueces de la India...la lista es interminable. ¿La alergia está relacionada a la prosperidad económica? ¿Es producto de la dieta y su énfasis sobre los alimentos procesados? ¿O simplemente es algo que inventan las personas de la clase media que no tienen más nada en qué pensar?

Según Martin Healy, director clínico de la *Fitzwilliam Acupuncture and Allergy Clinic*, especialista en estudios sobre alergia (…). "En las sociedades tradicionales, la alergia y las enfermedades relacionadas a ella son prácticamente desconocidas porque la gente trabaja a un ritmo menos acelerado", explica. "La gente alérgica está ocupada, son personas ocupadas que trabajan a 100 kilómetros por hora, bajo presión constante y sujetas a constantes fechas de entrega. Con frecuencia se quejan de que ya no pueden comer tal cosa o la otra y que antes no padecían dolores y podían comer piedras."

Obviamente, los pacientes que acuden a Martin Healy no están imaginando las enfermedades que padecen. Muchos de ellos han sufrido durante años de asma, eczema, intestino irri-

El potencial de este sistema

table, migraña o una sensación general de "malestar." Entonces, ¿qué causa que se sientan mal? Tiempo, quizá para familiarizarse con el sistema nervioso autónomo.

Healy explica: "Este sistema controla la digestión. (...) El sistema nervioso autónomo es como el cerebro que orquesta a todo el proceso digestivo." También está íntimamente ligado a las emociones —de manera que, cuando el sistema está sujeto a constantes dosis de

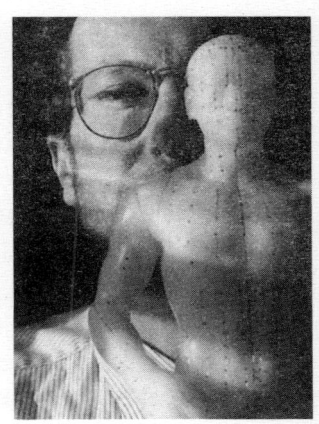

estrés se debilita hasta el punto en que ya no puede procesar ciertos alimentos. "Eso es una alergia a un alimento, es decir, es uno que permanece sin ser digerido en el intestino. La mayoría de la gente alérgica se queja de malestares estomacales, hinchazón, indigestión —todos estos síntomas son ocasionados por alimento sin digerir que envenena al sistema. Mientras más estamos sujetos a estrés y problemas, más debilitamos al sistema nervioso autónomo hasta el punto en el que éste no reconoce y no puede procesar los alimentos dañinos, por eso las alergias son más frecuentes."(...)

En cuanto a los resultados físicos del estrés y de los problemas, Healy pinta un panorama desalentador. "Cuando la comida no es digerida comienza a cuajarse y se vuelve tóxica. Piensa en el olor de un huevo podrido o de la leche de vaca agria —ahora imagínalo dentro de tu cuerpo." (...)

La prueba de este reportero demostró una alergia bastante seria a los lácteos y a los huevos; resultado un tanto alarmante para alguien que, por padecer de intestino o estómago irritable y úlceras o mareos matutinos desde hace años, ha bebido enormes cantidades de leche y comido montañas de huevos revueltos en un intento erróneo por mejorar su situación digestiva.

Después de un mes sin consumir lácteos, los mareos matutinos desaparecieron por completo y no se han presentado desagradables "episodios" de malestar estomacal. No se permite comer helados tampoco, pero el helado es lo de menos cuando te sientes infinitamente mejor.

Miguel Hernández (usó otro nombre) es un estudiante de 17 años. Padecía de constantes resfriados y gripas, lo cual ocasionaba falta de aliento —lo cual era un gran problema pues es un atleta con futuro. Hace un año desarrolló un ataque de neumonía que cesó después de un tratamiento con antibióticos, pero se quedó débil y desmoralizado y siguió padeciendo de resfriados. Las pruebas de alergia mostraron que Miguel tenía una alergia muy severa a cierto alimento y una reacción menor a otros dos alimentos. Se sintió mejor después de una semana de evitar dichos alimentos; su pecho comenzó a aclararse, su recuperó su energía y ahora entrenaba con el entusiasmo que le faltaba desde hacía dos años.

Elena Sánchez (usó otro nombre) es una mujer casada de 47 años. Estuvo bajo constante cuidado médico durante veinte años debido a varios problemas crónicos incluyendo una condición de intestino irritable que le ocasionaba dolores de cabeza, asma, erupciones en la piel y aumento de peso. También sufría de ataques repentinos que desencadenaban episodios de presión sanguínea alta y temblores. El reporte del laboratorio sugirió que sufría de dos alergias severas. Evitó los alimentos a los que era alérgica y los síntomas desaparecieron en el transcurso de dos semanas. Seis meses después de hacerse la prueba goza de excelente salud.

(Reproducido con autorización del Irish Times del lunes 11 de enero, 1999).

Fotografía cortesía de Frank Miller, Irish Times

Publicación: *The Big Issues*

(Eire), publicación 117, 14 de abril, 1999

Rosemarie Meleady* reporta un nuevo procedimiento que revolucionará el ámbito de la salud —una sencilla prueba de alergia con la que se identifica si la alergia es producto de intolerancia a los alimentos.

Martin Healy, director clínico de la *Fitzwilliam Acupuncture and Allergy Clinic*, me comentó sobre una sencilla prueba que utilizaba para curar a la gente de malestares comunes como intestino irritable, eczema, migraña, etc. Me llamó la atención que llamara el día del cumpleaños de mi madre y el mejor regalo para ella era mejorar su salud.

Mi mamá sufre de un problema severo en los senos nasales —al decir severo, me refiero a que estornuda desde que se levanta hasta mediodía, comienza a estornudar a la hora de la cena y durante toda la noche. Y sus estornudos son fuertes y casi le botan los ojos. A veces estornuda durante 48 horas sin parar.

Intentó de todo, desde limpieza de aura hasta remedios chinos, pero nada la ayudaba. Constantemente tenía la cara hinchada, los ojos llorosos y el fuerte medicamento que el doctor le dio para evitar los estornudos le provocaba sueño. Sufría esta condición desde hace veinte años y, ahora que pasa de los sesenta, estábamos preocupados por la manera en que sus estornudos constantes le afectarían el corazón. Desde que tiene memoria, también sufría de problemas de indigestión e intestino irritable.

Así que cuando Healy me pidió que le refiriera a alguien para la prueba, de inmediato pensé en mi madre y le hice una cita.

Según Healy, el problema principal de los pacientes de alergia es que su sistema inmunológico reacciona exageradamente a sustancias y alimentos inofensivos, como polen y productos lácteos. Produce ciertos anticuerpos como respuesta a estos productos inofensivos, aunque dichos anticuerpos sólo deben ser utilizados para atacar invasiones bacteriales o virales.

Los resultados de mi madre tardaron 10 días en salir. El reporte mostraba una fuerte reacción al trigo y a la levadura, la leche de vaca, los huevos y las legumbres (chícharos y frijoles) ocasionaban una reacción media. Mi mamá se preparaba el pan con germen de trigo, avena y todas esas cosas que pensaba que le aliviarían el problema de digestión cuando, en realidad, eran los causantes de todos sus problemas de salud.

Tres días después de eliminarlos de su dieta ya notaba una mejoría en su salud —dormía mucho mejor y no padecía de su ataque diario de indigestión. Una semana después hubo mejorías muy importantes ¡y con beneficios adicionales! La indigestión había desaparecido por completo, ya no se sentía hinchada, dormía más profundamente y desaparecieron las pesadillas que tuvo desde chica.

Dos semanas después de comenzar la "dieta," mi mamá tuvo el primer tratamiento de acupuntura con Martin. Al día siguiente me llamó por la mañana y dijo que por primera vez en años durmió respirando por la nariz. Quizá no parezca gran cosa, pero significaba que no despertó con la boca y la garganta secas, lo cual ocasionaba tos seca, y también significaba que mi papá no se despertó a causa de sus ronquidos.

Pocos días después del segundo tratamiento de acupuntura dejó de tomar el fuerte medicamento que el doctor le recetó desde hacía 17 años —ya había pasado un mes desde que dejó de estornudar por completo. Ahora la veo como una mujer diferente. Sus ojos ya no están saltones, su rostro tiene un brillo de salud y no está abultado ni hinchado, su peso es mucho más saludable ahora.

Por primera vez en su vida pudo oler el aroma de las flores que le regalé del día de las madres.

Rosemary Meleady es editora de la revista Big Issues.

(Reproducido con autorización de The Big Issues, 14 de abril, 1999).

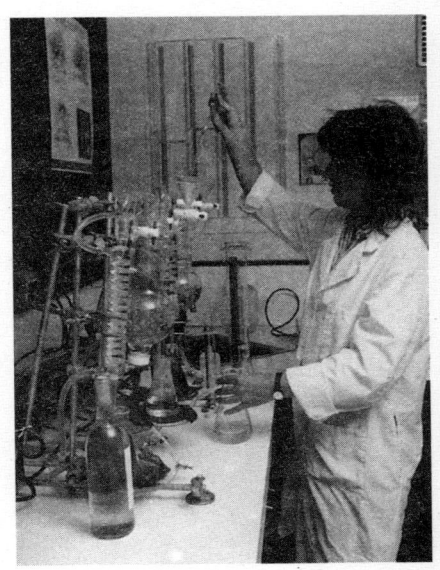

Alergia y estrés

En la mayoría de los casos, en mi experiencia, el factor fundamental que causa la alergia es la angustia emocional ocasionada por demasiado estrés y preocupaciones.

Existen muchas opiniones que afirman que los culpables de la existencia de enfermedades relacionadas a la alergia son factores como la contaminación, calefacción, alimentos procesados, mascotas y alfombras; mi opinión es que son factores secundarios. El factor más importante, y que creo que se encuentra en la base de las crecientes condiciones de alergia desde hace 20 años, es **la competencia, la aceleración y demás situaciones generadoras de estrés que se volvieron parte integral de la sociedad occidental moderna.**

El estrés resultante se traduce en problemas emocionales que desequilibran el sistema nervioso y más tarde el sistema inmunológico hasta el punto en que se vuelven demasiado sensibles a los alimentos comunes y al medio ambiente.

El tratamiento recomendado en este libro implica una prueba de alergia particular diseñada para detectar qué alimentos provocan toxicidad intestinal. Este enfoque dietético tiene como principal objetivo mantener una óptima salud intestinal.

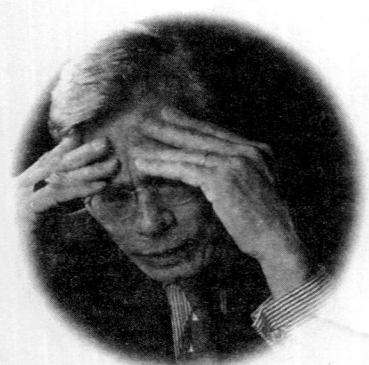

Además de manejar las alergias, incorporé la Acupuntura de los Cinco Elementos a mi enfoque total. Este tipo de acupuntura es muy útil para condiciones médicas que tienen fuerte asociación emocional. Fortalece al sistema nervioso, lo cual permite que maneje de mejor manera la carga emocional a la que es sujeto.

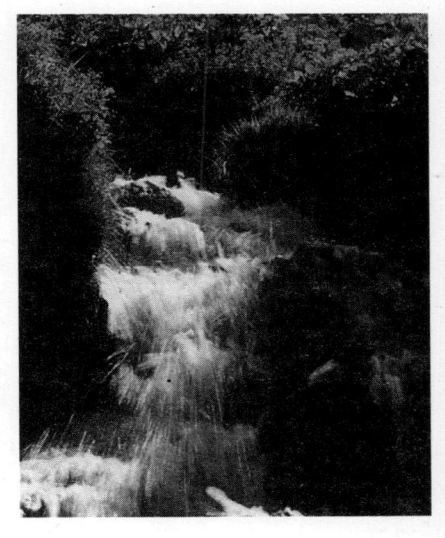

CAPÍTULO DOS

El sistema inmunológico

Las alergias están asociadas al desequilibrio del sistema inmunológico. El sistema inmunológico es muy complejo, en este libro sólo es necesario exponer los aspectos relacionados a las alergias.

El sistema inmunológico defiende al cuerpo del ataque de bacterias o virus dañinos. Cuando funciona de manera adecuada también evita que desarrollemos alergias a comida o al ambiente. Es responsable de la reparación y curación que se lleva a cabo dentro del cuerpo. Es común que la gente diga que es propensa a resfriarse y que, cuando lo hacen, tardan mucho en aliviarse. Lo que sucede es que su sistema inmunológico no la protege del virus del resfriado presente en el aire y, cuando comienza el resfriado, su sistema inmunológico no puede enfrentarse a la situación y curarla.

El mismo principio rige a las alergias. Cuando el sistema inmunológico funciona de manera inadecuada estamos propensos a desarrollar alergias y, de igual forma, es muy difícil detener dichas reacciones alérgicas.

Los componentes del sistema inmunológico

El sistema inmunológico tiene lo que podríamos llamar varios departamentos, cada uno emite una clase diferente de respuesta. La manera en que el cuerpo responde a un invasor en particular —bacteria, virus o alergia— es muy compleja y no se entienden a fondo muchos de los mecanismos involucrados. Lo que sí sabemos es que el sistema inmunológico tiene dos formas completamente distintas de enfrentarse a los problemas de alergias. Una ocasiona una inflamación muy aguda, la cual desencadena diarrea o vómito para expulsar lo más rápido posible al intruso que provocó la alergia. La otra causa inflamación intensa y muchas veces crónica alrededor del alérgeno para incinerarlo.

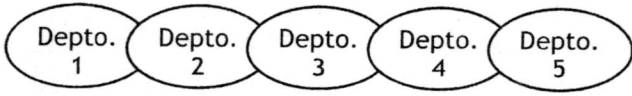

Anticuerpos

Para comunicarse con estos departamentos, activarlos y hacer que reaccionen, el sistema inmunológico utiliza una serie de anticuerpos. De los cinco anticuerpos asociados al sistema inmunológico, dos están involucrados principalmente a las alergias; son los anticuerpos IgE e IgG.

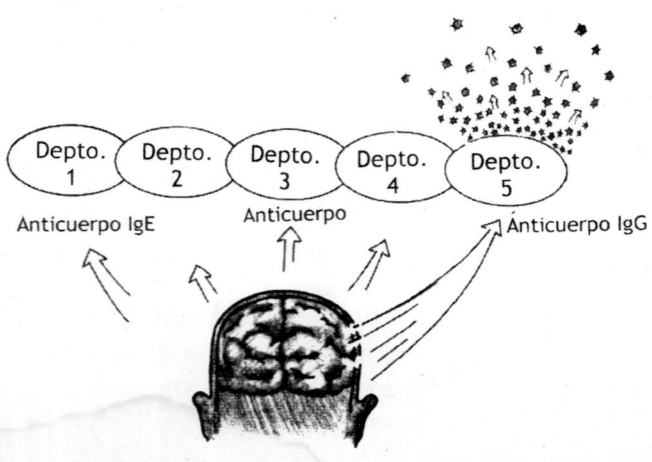

Anticuerpo IgE: desencadena una respuesta inflamatoria inmediata que ayuda a sacar a los alergenos del cuerpo lo más rápido posible.

Anticuerpo IgG: tarda un tiempo en reunir a todas las fuerzas del sistema inmunológico y ocasiona una respuesta inflamatoria a las toxinas que entraron al torrente sanguíneo. Consecuentemente, dicha respuesta inflamatoria es retardada.

Estas alergias de respuesta retardada son el objeto de este libro.

Dos tipos principales de reacción alérgica

Los siguientes casos ilustran las diferencias entre las reacciones a alergenos ocasionadas por los anticuerpos IgE e IgG.

Reacción alérgica IgE típica

María tuvo tendencias alérgicas toda su vida. Cuando era bebé sufría de cólico y tenía eczema en la cara y en las manos. Había un fuerte historial familiar de alergias. Del lado de su padre, el asma era una afección común y del lado de su madre, predominaba la fiebre del heno.

A medida que creció, María desarrolló una forma de asma media que controlaba con el uso de inhaladores. Cuando estudiaba para sus exámenes finales en la universidad se enfermó de repente de vómito y diarrea, tenía la boca y la lengua hinchadas y tuvieron que llevarla al hospital. Lo anterior sucedió inmediatamente después de que comió en un restaurante.

En el hospital le realizaron una prueba de alergia y el diagnóstico fue que era altamente alérgica a los mariscos. María se acordó que comió una entrada de camarones y que su lengua comenzó a hincharse antes de que terminara el plato fuerte.

Se le dijo que ese tipo de reacción alérgica permanece toda la vida y que si volvía a comer mariscos, existía la posibilidad de que la siguiente reacción fuera más severa y que quizá la asfixiara. También se le aconsejó que llevara consigo una aguja especial de adrenalina para que se inyectara inmediatamente si sentía que se le hinchaba la lengua por comer mariscos sin darse cuenta. Desde entonces ha evitado los mariscos y se encuentra bien.

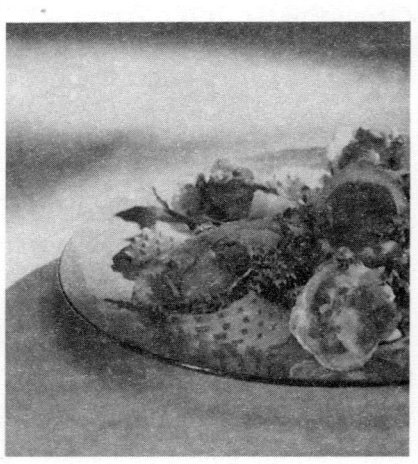

Reacción alérgica IgG retardada

Patricio había gozado de muy buena salud casi toda su vida. Tenía 45 años y hacía 2 lo nombraron gerente del banco donde trabajaba. Durante el último año su salud se deterioró; sufría de síndrome de intestino irritable que se manifestaba como hinchazón y calambres en los intestinos. También se sentía cansado casi todo el tiempo y nunca se sentía renovado, sin importar cuánto tiempo durmiera. Sus tractos nasales se bloqueaban y le ocasionaba dolores de cabeza y sensación de migraña en las sienes y en la frente.

Su doctor realizó toda investigación que pudo pero no obtuvo resultados específicos. Un especialista recomendó una dieta rica en fibra para el problema del intestino irritable, pero eso sólo lo empeora. Utiliza un spray de esteroides para la sinusitis que le alivia temporalmente y también le preocupan los posibles efectos a largo plazo. Ha tenido tres tratamientos con antibióticos para la sinusitis este año y el efecto de alivio dura cada vez menos. En el verano le arden los ojos y le dan comezón, teme que esté comenzando a padecer fiebre del heno.

Patricio decidió hacerse la prueba de alergias IgG de respuesta retardada. Los resultados indicaban una fuerte reacción a tres alimentos: lácteos, res y huevos. Al final de la primera semana de evitar estos alimentos había una notable mejoría. El problema de intestino irritable desapareció por completo y comenzó a funcionar de manera normal. Al final de la segunda semana, no sólo se había curado de la sinusitis sino que la migraña casi había desaparecido. Recuperó su energía y volvió su entusiasmo por la vida y por su trabajo.

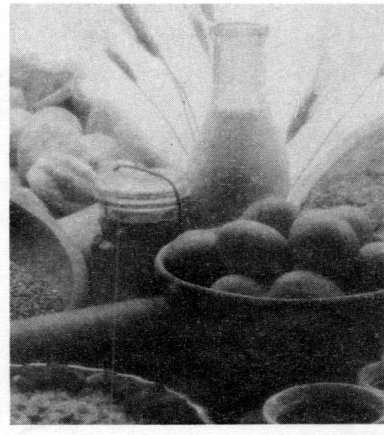

Diferencias importantes entre ambas reacciones

Existen claras diferencias entre las dos reacciones alérgicas. La alergia de María, que provoca una reacción inmediata, está bien documentada en los textos médicos y es familiar para la mayoría de la gente.

En contraste, la característica principal de las reacciones alérgicas de Patricio, la cual dificultó el diagnóstico de su doctor, fue el hecho de que él no mostraba síntomas inmediatos después de consumir los alimentos nocivos. Los síntomas se formaron durante un tiempo mientras los alimentos alérgicos envenenaban su sistema, lo cual ocasionó inflamaciones intensas en varios sitios. Lo anterior es "alergia a la comida de respuesta retardada."

Este tipo de reacción alérgica rara vez se trata en textos médicos y es desconocida para casi toda la gente. Sin embargo, cada vez existen más pruebas que sugieren que la mayoría de los alimentos que provocan reacciones alérgicas implica este proceso de lento envenenamiento (1).

Aún no existe un término general aceptado para las diferentes reacciones. Comúnmente se usa el término "alergia" para las reacciones inmediatas, mientras que las retardadas reciben el nombre de "sensibilidad" o "intolerancia." En este libro se utiliza una combinación de términos pero en todos los casos, a menos que se indique lo contrario, se trata de alergias de respuesta lenta o retardada (sensibilidad).

El anticuerpo IgE

La característica más importante del anticuerpo IgE es que crea una memoria de cada invasor. Tiene inteligencia y el potencial para aprender, lo cual significa que el anticuerpo es capaz de realizar un ataque más profundo al alérgeno cada vez que vuelve a encontrarlo. El peligro yace en las reacciones que provocan hinchazón en la lengua, labios o garganta. Es muy probable que, a medida que el anticuerpo aprende a producir una mejor respuesta de ataque, el siguiente encuentro con el causante resulte en una reacción más severa.

Cómo funciona el anticuerpo IgE

Las células Mastzelle son sacos especiales que contienen químicos protectores. Están incrustadas en los tejidos localizados alrededor de la nariz y en los pulmones, piel e intestinos (ver diagrama 1). Se localizan en puntos estratégicos para cuidar los puntos de entrada vulnerable del cuerpo contra los agentes invasores.

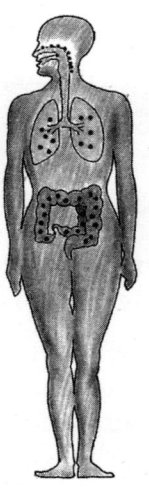

Diagrama 1

El anticuerpo IgE está adherido a la superficie de dichas células Mastzelle como si fuera una antena (ver diagrama 2).

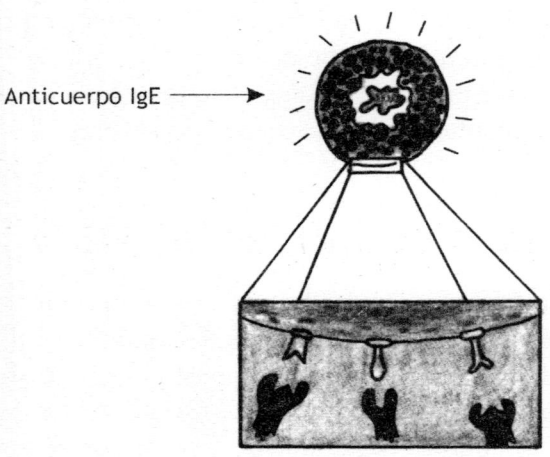

Diagrama 2 Vista microscópica del anticuerpo adherido a la superficie de la célula Mastzelle

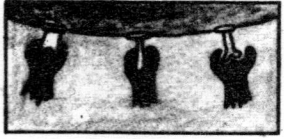

Diagrama 3a

Una vez que el disparador alérgico toca al anticuerpo (ver diagrama 3a), éste manda la señal a la célula Mastzelle para que libere sus contenidos químicos (ver diagrama 3b) y provoca caos en los tejidos que le rodean. Uno de los principales químicos liberados es la histamina, de ahí el uso de los medicamentos llamados antihistamínicos para contrarrestar sus

El sistema inmunológico

efectos. La histamina es una enzima que dispara los síntomas clásicos de la alergia, como:

- tos y estornudos,
- ojos y nariz llorosos,
- vómito,
- diarrea,
- hinchazón de los tejidos.

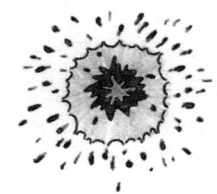

Diagrama 3b

La secuencia anterior describe el intento del cuerpo por sacar de él mismo al agente dañino lo más rápido posible. El anticuerpo IgE, por lo general, es disparado por factores externos como polvo, polen, pelo de gato o de perro y parásitos. Se conoce un número pequeño de alimentos que disparen este anticuerpo.

Debido a su reacción inmediata, la mayoría de las personas que sufren de alergias del anticuerpo IgE reconocen los agentes disparadores y es raro que tengan que someterse a pruebas específicas de alergias.

El anticuerpo IgG

El anticuerpo IgG está relacionado principalmente con toxinas, muchas de las cuales son creadas en los intestinos y pasan al torrente sanguíneo. Una de las maneras en que trabaja este anticuerpo es buscando dichas toxinas y adhiriéndose a la superficie (2). Al hacerlo atrae a las células inflamatorias más poderosas del sistema inmunológico y hace que ataquen a lo que esté adherido a él. Las consecuencias del ataque son calor y una inflamación intensa.

El anticuerpo IgG tiene las siguientes características principales:

♦ Activa una mayor respuesta de defensa.

♦ Intenta neutralizar al invasor al ocasionar una inflamación intensa en el área involucrada.

♦ Las reacciones resultantes del anticuerpo IgG tardan de dos a tres días en manifestarse, lo cual hace imposible que la gente sepa qué alimentos les causan la condición.

Muchas de las condiciones crónicas deben considerarse en principio asociadas a este anticuerpo. Las condiciones en las que los síntomas de inflamación como calor, enrojecimiento, dolor e hinchazón son las características sobresalientes y que no están asociadas a una lesión o infección obvia, deben investigarse sobre estas bases.

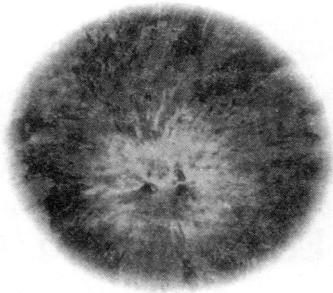

Detección del tipo de alergia

Gran parte de la confusión relacionada a las alergias proviene de la falta de información sobre la reacción retardada mencionada anteriormente.

La mayoría de las pruebas de alergias están diseñadas para detectar las reacciones alérgicas del anticuerpo IgE. El anticuerpo IgE fue descubierto en los años sesenta y se ha estudiado y entendido relativamente bien. No obstante, debido a que la mayoría de los alimentos alérgicos no activan el proceso del anticuerpo IgE, las pruebas resultan negativas y, como resultado, la tendencia ha sido negar la existencia de la mayoría de las alergias a los alimentos.

Hasta hace unos años, las investigaciones han mostrado la manera en que el anticuerpo IgG controla la reacción alérgica retardada (3). Dichas investigaciones prometen revolucionar la práctica de la medicina de las alergias.

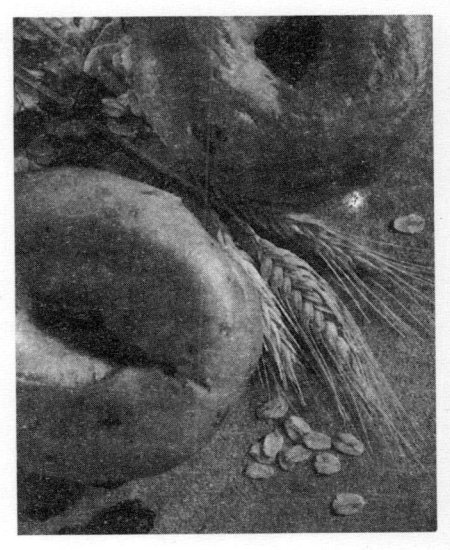

CAPÍTULO TRES

Cómo comienza la alergia a los alimentos

El cuerpo no puede utilizar ningún alimento a menos que primero lo descomponga en sus componentes más sencillos. Para hacerlo, los alimentos provocan que una serie de glándulas digestivas produzcan una cantidad medida de enzimas digestivas, por ejemplo:

♦ Las grasas provocan que la vesícula secrete bilis para disolver y descomponer la grasa a medida que pasa a través del sistema digestivo.

♦ Los azúcares provocan que la glándulas de insulina produzcan insulina para ayudar a la descomposición y absorción del azúcar a medida que pasa a través del sistema.

El trabajo de las glándulas digestivas es controlado por el sistema nervioso autónomo (ver diagrama 4). Según el profesor J.A. Brostoff, profesor adjunto de Inmunología Clínica en la *University College London Medical School*, "gracias a la acción del sistema nervioso autónomo, cualquier desorden del sistema digestivo puede ser exacerbado por las emociones" (4). La preocupación y el estrés pueden sobrecargar a estos nervios autónomos, lo cual ocasiona que el sistema nervioso funcione de manera incorrecta y no sea capaz de coordinar una digestión adecuada de los alimentos. Todo esto se traduce en comida sin digerir que llega a los intestinos y que, eventualmente, se vuelve alimento alérgeno.

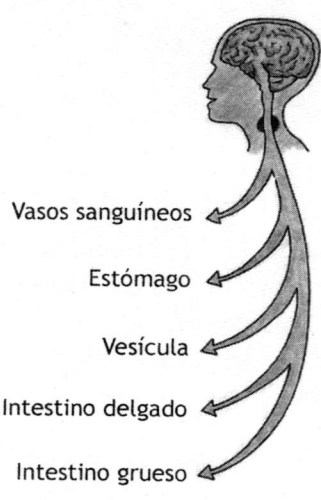

Vasos sanguíneos

Estómago

Vesícula

Intestino delgado

Intestino grueso

Diagrama 4

El sistema digestivo es como un tubo hueco que recorre el cuerpo a lo largo. A medida que la comida parcialmente digerida pasa a través del tracto intestinal, los nutrientes son absorbidos, en su mayoría por el intestino delgado. La capacidad del tracto intestinal para absorber los nutrientes y de bloquear al mismo tiempo la entrada de toxinas depende del funcionamiento adecuado de su muy sensible recubrimiento. Si están presentes niveles demasiado altos de ciertas toxinas, como algunos medicamentos, alcohol o alimentos mal digeridos, el recubrimiento intestinal puede dañarse. Lo anterior significa que las toxinas y las partículas de alimentos sin digerir se absorben al sistema de la persona.

Cómo se desarrolla la alergia a los alimentos

Con el tiempo, el consumo constante de alimentos alérgicos conduce a la acumulación de toxinas dentro de los intestinos. Si estas toxinas llegan al torrente sanguíneo, la sangre las transporta a todo el cuerpo (5). Una vez en circulación afectan a otros órganos y sistemas del cuerpo (6).

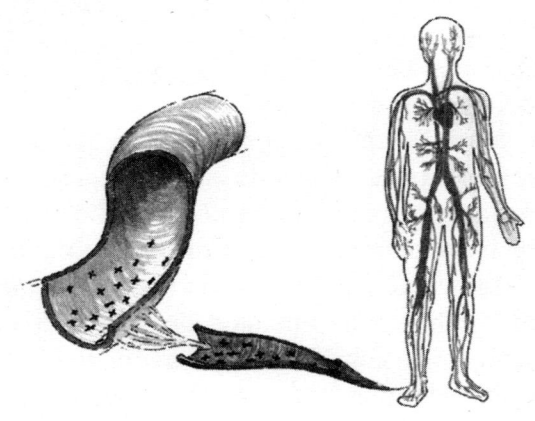

El sistema inmunológico responde a la invasión de toxinas de la sangre al activar a los anticuerpos IgG, lo cual marca el principio de la respuesta alérgica inflamatoria de la persona.

Síntomas de alergia a los alimentos

El malestar intestinal es común para la mayoría de las personas que sufren de alergia. Entre los síntomas se encuentran:

- Flatulencia,
- Hinchazón,
- Indigestión,
- "Estómago nervioso,"
- Diarrea o estreñimiento.

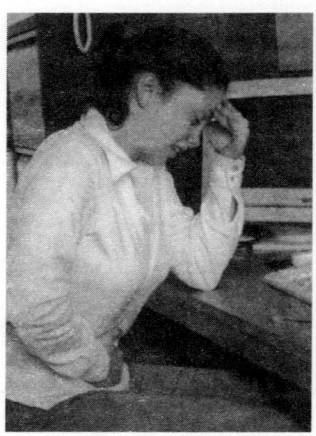

Hasta hace poco se reconoció científicamente que las toxinas que se encuentran dentro del tracto intestinal pueden afectar de manera adversa a la salud. Muchos de los "remedios naturales" del tiempo de nuestros abuelos sugerían que la toxicidad del cuerpo yacía en la raíz de muchas enfermedades. Los partidarios de lo anterior no podían explicar el mecanismo exacto que ocasionaba la toxicidad pero sí tenían claro que debían dirigir el tratamiento hacia la expulsión de dichas toxinas del cuerpo. Utilizaban una combinación de ayuno y hierbas para purgar al intestino y limpiar la sangre. Ahora nos damos cuenta de la sabiduría de muchas de estas antiguas curas naturales pero ahora, con una mejor comprensión de la toxicidad del intestino y del papel que desempeña en las alergias, tenemos la capacidad de proporcionar tratamientos con objetivos más específicos.

La manera en que las toxinas disparan las enfermedades

Alan Ebringer, cuando era profesor de Inmunología en el *King's College* en la *University of London*, explicó la reacción inflamatoria en relación a la artritis reumatoide. Su investigación indicaba que, en ciertos casos de esta enfermedad, las toxinas que se originan en el intestino son capaces de engañar al sistema inmunológico para que ataque a sus articulaciones. El doctor Ebringer descubrió que, en algunas personas, la estructura celular de estas toxinas es similar a la estructura celular de la cubierta protectora de sus articulaciones. En dichas personas, si estas toxinas salen del intestino y entran al torrente sanguíneo, el sistema inmunológico responde al enviar anticuerpos IgG para que las ataquen. Sin embargo, los anticuerpos confunden la cubierta protectora de las articulaciones con la de las toxinas y atacan a las primeras, por lo general de manera agresiva.

Es posible que este mecanismo también esté involucrado en otras enfermedades inflamatorias y autoinmunes, en especial en aquellas que responden a las alergias. Al descubrir los alimentos alérgicos y eliminarlos de la dieta, las toxinas del intestino pueden ser tratadas antes de que entren al torrente sanguíneo. Como resultado, el sistema inmunológico detiene su ataque sobre la parte del cuerpo afectada.

Otras condiciones inflamatorias que por lo general responden bien a las alergias son síndrome de intestino irritable, asma, artritis, migraña, sinusitis y muchas condiciones de la piel.

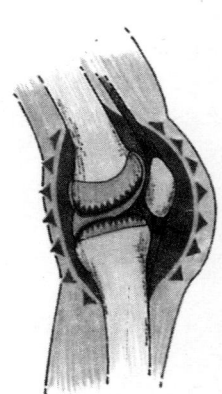

"Errores de los anticuerpos"

Sabemos que los nervios autónomos transmiten los efectos de los cambios emocionales, incluyendo estrés y preocupaciones, a través del cuerpo (7). También sabemos que hay conexiones de los nervios autónomos a los centros linfáticos, en donde estos anticuerpos son creados y "programados" (8).

Dicho lo anterior, es muy probable que estos nervios autónomos permitan que los efectos del estrés sean codificados en los anticuerpos y provoquen su mal funcionamiento. Esto ocasiona que el anticuerpo IgE reaccione de manera exagerada al polen, polvo, mariscos y demás, y que el anticuerpo IgG ataque tejidos del cuerpo que tengan estructura celular similar a la de las toxinas.

La razón por la cual creo que el estrés se encuentra en la base de estas reacciones alérgicas es porque, en muchos casos, el tratamiento de acupuntura dirigido a deshacer la maraña emocional del paciente reduce considerablemente estas reacciones alérgicas-inflamatorias.

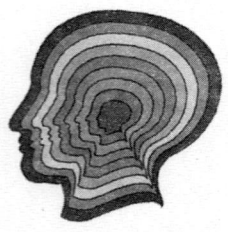

Publicación: *Weekly News*, Reino Unido

Edición No.7, 1999

Una gotita de sangre transformó su vida

Beber leche de vaca todos los días hizo que Helena Zambrano fuera infeliz durante 20 años. La pinta de leche que pensó que le hacía bien, en realidad era lo que le ocasionaba la soriasis, el eczema y el letargo que caracterizaban su vida.

Pero ahora, una gotita de sangre transformó la salud de esta mujer de 26 años.

"Desde niña tuve problemas de eczema y soriasis," explicó Helena. "En especial afectaba mis manos, tenían un color rojizo y desagradable y me dolían. Me puse de todas las cremas que encontré y siempre iba a ver al doctor.

"Además me sentía cansada y aletargada todo el tiempo. No tenía energía en el trabajo, siempre cabeceaba en las tardes.

"Y debido a que no tenía energía para hacer ejercicio, mi peso se disparó hasta los 76 kilos."

El gran cambio sucedió cuando el padre de Helena, quien estaba convencido de que la dieta era la causante de sus problemas, insistió en que se hiciera la prueba.

"No podía creer el resultado cuando leí que tenía una intolerancia severa a los productos lácteos," dijo Helena, contadora de una agencia de promociones.

"También decía que era intolerante a los jitomates, la pimienta negra y a los frijoles, ingredientes de las salsas que solía comer."

Helena comenzó a realizar cambios en su dieta. Eliminó toda sustancia sospechosa y se concentró en carne, pescado, verduras y fruta. Recuerda que en tan sólo dos semanas sintió grandes avances y al mes se habían terminado sus problemas de la piel.

"Fue increíble," añadió Helena. "Durante años me sentí mal y avergonzada por eso y desapareció de repente. Comencé a bajar de peso cada vez más hasta que bajé 15 kilos.

"Ahora me siento mucho mejor, ha sido un cambio maravilloso en mi vida."

(Reproducido con autorización del Weekly News, Reino Unido. Edición No. 7, 1999).

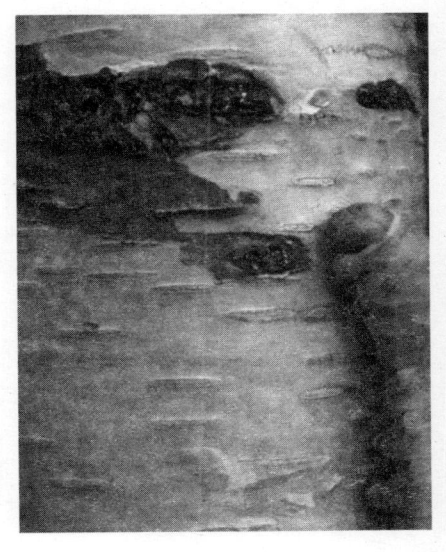

CAPÍTULO CUATRO

Causas de toxicidad intestinal

El tracto digestivo de un adulto es de aproximadamente 914 cm de longitud y, en una persona promedio, contiene hasta 1.135 kg de bacterias vivas, la mayoría se encuentra dentro de los intestinos delgado y grueso. Estas bacterias pueden considerarse amistosas y que mejoran la salud o enemigas y productoras de toxinas. Cuando se tiene buena salud hay un equilibrio entre las bacterias amistosas y las enemigas. Si las enemigas derrotan a las amistosas y las superan en cantidad, el resultado es toxinas activas en el cuerpo (9).

Las bacterias enemigas derrotan a las amistosas cuando:

- ciertos medicamentos y toxinas dañan a las amistosas,
- el sistema inmunológico es debilitado.

Una de las mayores defensas contra las bacterias que producen toxinas es tener buenas poblaciones de bacterias amistosas para que luchen contra ellas. Sin embargo, venenos como insecticidas, funguicidas y ciertos medicamentos dañan a las bacterias amistosas. Un ataque bacterial o viral arrollador puede matarlas. Al parecer, las bacterias enemigas son menos vulnerables a estos factores.

La siguiente lista contiene lo que a mi juicio son las principales fuentes de daño a las importantes bacterias amistosas:

Antibióticos

El uso adecuado de antibióticos rara vez causa problemas. No obstante, el abuso de antibióticos de amplio espectro (por ejemplo, tetracilina, minocina, ampicilina, amoxicilina) puede ser problemático. El daño que ocasionan a las bacterias amistosas del intestino es detectable cuando se prescriben durante mucho tiempo, por ejemplo cuando se usa tetracilina o minocina, antibióticos de amplio espectro, para el tratamiento del acné. El siguiente fragmento de un texto farmacológico (10) describe el daño que puede ocurrir:

> *"Los efectos secundarios de la tetracilina por lo general son náusea, vómito, diarrea, comezón aguda en el ano, etc. Debido a que no son absorbidos completamente, parte de la tetracilina llega al intestino y destruye muchas de las bacterias presentes. Sin embargo, otros organismos del tipo de la levadura no son sensibles al medicamento y por ello son capaces de multiplicarse de manera profusa, lo cual se traduce en una infección por levadura superpuesta. La levadura secreta toxinas irritantes que irritan al intestino y ocasionan mucho malestar intestinal".*

La proliferación de la levadura dentro de los intestinos y las toxinas resultantes que producen hacen que la persona sea susceptible a desarrollar reacciones alérgicas.

La gran preocupación ante los antibióticos es que la gente está volviéndose resistente a ellos. Como resultado, la industria farmacéutica se ve forzada a producir antibióticos mucho más fuertes, lo cual no es una situación deseable para nuestra salud (11).

Medicamentos esteroides

Las bacterias intestinales también son distribuidas a través de medicamentos esteroides. El principal efecto secundario asociado a los esteroides es que inhibe al sistema inmunológico (12). La *American Food and Drug Administration* exige que los fabricantes de esteroides impriman la siguiente leyenda en el paquete de los medicamentos esteroides: "Los niños que ingieren medicamentos supresores del sistema inmunológico son más propensos a infecciones que los niños sanos. Por ejemplo, la varicela y el sarampión pueden tener un curso peor o incluso fatal en niños que ingieren medicamentos supresores del sistema inmunológico" (13). El grado de supresión depende de la concentración de la prescripción y del tiempo que es ingerido.

Cuando los esteroides se lanzaron por primera vez se les consideró como "medicamentos milagrosos". Miles de enfermos crónicos recibieron nueva vida. No se reconocieron los efectos secundarios asociados y por lo general se prescribían dosis altas. No obstante, en poco tiempo comenzaron a aparecer grandes cantidades de efectos secundarios y, quienes se creían curados como resultado de estos esteroides se dieron cuenta que habían reemplazado unos síntomas por otros. Por lo general, los efectos secundarios debilitaban tanto como la enfermedad que supuestamente tratarían (14).

En años más recientes se prescriben altas dosis de esteroides sólo por muy poco tiempo, generalmente el necesario para controlar la condición. Los esteroides de prescripción prolongada se recetan en dosis muy bajas y esta medida minimiza los efectos secundarios negativos, pero no los elimina por completo (15).

Pastillas anticonceptivas

Las pastillas anticonceptivas también son un medicamento esteroide e implican algunas de las complicaciones asociadas a otros esteroides. En cuanto a quienes tienen tendencias alérgicas he observado que su uso exagera las reacciones alérgicas con el tiempo. Los practicantes están comenzando a acumular evidencia importante al respecto (16).

Terapia de reposición hormonal

La terapia de reposición hormonal, otro medicamento esteroide, también es un factor importante en los malestares intestinales. En mi experiencia, para algunas mujeres alérgicamente sensibles puede ser el peor culpable. Al igual que con las pastillas anticonceptivas, los síntomas tardan mucho tiempo en manifestarse y por ello es común que no se asocie.

El efecto de la dieta sobre las bacterias intestinales

Muchos estudios sugieren que existe una fuerte asociación entre el equilibrio de las bacterias amistosas y enemigas del tracto intestinal y la dieta (17). Este punto de vista propone que algunas dietas en particular conducen a la acumulación de cantidades excesivas de clostridium y otras bacterias enemigas en el intestino. Los alimentos en particular que, al parecer, fomentan esta toxicidad intestinal son aquellos que en repetidas ocasiones aparecen como positivos en las pruebas de alergias.

El doctor Denis Burkitt, en su libro *Don't Forget Fibre In Your Diet* (18), fuente reconocida en materia referente a la dieta y la salud de los intestinos, señala que muchas de las

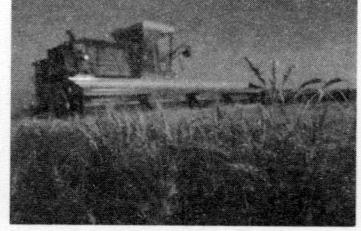

enfermedades más comunes del mundo occidental presentan las mismas características subyacentes como heces fecales escasas y un desequilibrio de la proporción de bacterias amistosas y enemigas dentro del tracto intestinal.

Las bacterias intestinales y el sistema inmunológico

Al parecer, los antibióticos, las drogas esteroides, las pastillas anticonceptivas, la terapia de reposición hormonal y la dieta son factores que contribuyen para crear un desequilibrio entre las bacterias amistosas y enemigas en el cuerpo humano. Aunque también necesitamos reconocer el papel que desempeña el sistema inmunológico, éste tiene control total sobre dicho equilibrio de bacterias intestinales. Gracias a que algunas personas tienen un sistema inmunológico fuerte y sano pueden utilizar antibióticos y esteroides, e incluso comer mal, y mantener un equilibrio bacterial adecuado.

Sistema inmunológico

Hiperactivo	Produce reacciones alérgicas
Equilibrado	Produce la reacción adecuada
Perezoso	Produce una respuesta de defensa débil contra los virus y bacterias que atacan al cuerpo

Sabemos que la deficiencia de los nutrientes esenciales (vitamina C, zinc, etcétera) conduce al malfuncionamiento del sistema inmunológico. Sabemos que ciertas toxinas atacan al sistema inmunológico. También es importante la conexión entre el sistema inmunológico y la mente.

Creo que dicha conexión es la causa principal del mal funcionamiento del sistema inmunológico. La conexión hipotética se relaciona a una rama de la inmunología conocida como psiconeuroinmunología. En *Say Yes To Life* (19), el doctor Clive Wood, psicólogo en la Universidad de Oxford, explora la conexión entre la mente y el cuerpo y entre la mente y el sistema inmunológico, presenta un mapa de la conexión entre el sistema nervioso y el inmunológico y explica cómo imaginamos que se comunican entre sí. Su punto de vista es que la manera en que pensamos y sentimos produce cambios químicos específicos en el sistema nervioso, el cual comunica una respuesta al sistema inmunológico. A través de estas conexiones, el estrés y las preocupaciones afectan al sistema inmunológico y provocan su mal funcionamiento.

Los médicos de la medicina china tradicional, quienes incluyen una evaluación de la disposición emocional de sus pacientes como parte integral de sus habilidades para diagnosticar, han enfatizado durante miles de años el efecto perjudicial de las emociones negativas como la preocupación y el estrés sobre la capacidad sanadora del cuerpo. Ahora, los científicos médicos como el doctor Wood son capaces de demostrar cuántas de estas antiguas creencias de asociación están conectadas.

Se ha descubierto que la acupuntura es capaz de devolver el equilibrio al sistema nervioso, y consecuentemente, a las emociones y a través de ello, lograr un gran efecto positivo sobre el sistema inmunológico. Al combinar la acupuntura con las pruebas de alergia, las cuales señalan de manera exacta qué alimentos constituyen toxinas, puede alcanzarse un gran logro.

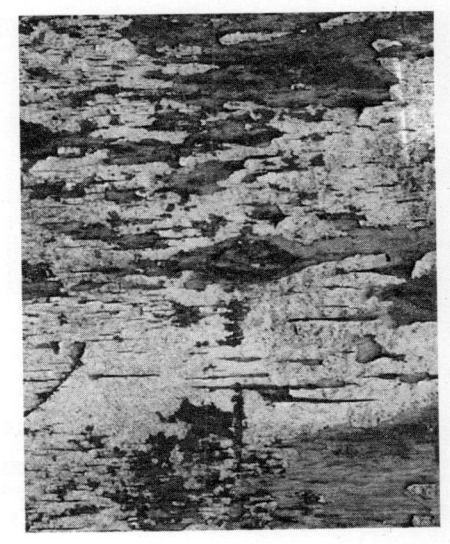

CAPÍTULO CINCO

Candida albicans

Existen más de cuatro mil especies distintas de organismos dentro de los intestinos y *candida albicans* es uno de ellos. Cuando está controlada por un sistema inmunológico fuerte y por grandes poblaciones de bacterias sanas, la candida no representa una amenaza para la salud. Ha surgido una tendencia a asociar cualquier síntoma de malestar intestinal y alergia con la candida, lo cual es potencialmente un engaño y esencialmente falso.

Sin embargo, en algunas personas cuyo sistema inmunológico está muy dañado, la cantidad del organismo candida aumenta de manera dramática dentro del tracto intestinal. A medida que se vuelve más fuerte desarrolla características que representan una seria amenaza a la salud del individuo:

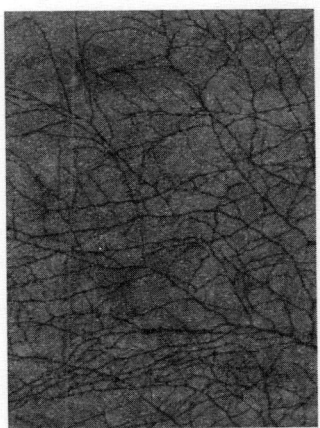

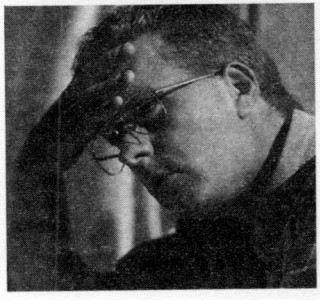

♦ Las toxinas que el organismo candida produce son las más venenosas de todas las bacterias intestinales.

♦ La candida desarrolla raíces que se entierran en la pared intestinal (20), lo cual aumenta la permeabilidad de ésta. Como consecuencia, las toxinas existentes dentro del intestino y las demás toxinas que produce la candida pueden pasar más fácilmente al torrente sanguíneo y así se produce un estado venenoso en el cuerpo.

Causas de la sobrepoblación de la candida

El aumento de la presencia de la *candida albicans* indica que el sistema inmunológico está severamente dañado y debilitado. Al igual que con todo trastorno intestinal causado por bacterias, la sobrepoblación de la *candida albicans* puede ser ocasionada por alergias a los alimentos, antibióticos, esteroides y cualquier otra cosa que debilite al sistema inmunológico.

Sin embargo, la característica sobresaliente que he observado que es un factor común de las personas con problemas de candida es niveles extremadamente altos de estrés, ansiedad y preocupaciones (21).

Diagnóstico

La prueba de laboratorio para comprobar la sobrepoblación de la *candida albicans* implica una búsqueda de anticuerpos específicos. Esta interpretación no es fácil pues los organismos de la candida siempre están presentes incluso en el intestino más sano. Durante un día determinado hay un constante aumento y disminución del organismo de la candida del intestino, lo cual es completamente normal. Como consecuencia, la detección de los anticuerpos específicos de la *candida albicans* no da mucha información, sólo indica que la candida está presente y es algo que ya sabemos.

Debido a lo anterior es importante buscar características típicamente asociadas a la condición, como:

♦ Volverse demasiado sensible a los químicos,

♦ Empeoramiento de los síntomas en climas húmedos.

Reacciones alérgicas a los químicos

Por lo general, las reacciones alérgicas a los químicos son una característica distintiva de la sobrepoblación de la candida. Las personas afectadas son muy sensibles a los químicos del ambiente. Es muy difícil diagnosticar las alergias a los químicos con el uso de las pruebas que existen hoy en día. No obstante, debido a que dichas reacciones son de naturaleza inmediata, la persona afectada logra detectar sus propias alergias a los químicos. Algunos ejemplos obvios son entrar a una habitación recién pintada y sentirse mal de inmediato o usar determinado perfume o loción para después de afeitarse y sufrir asma.

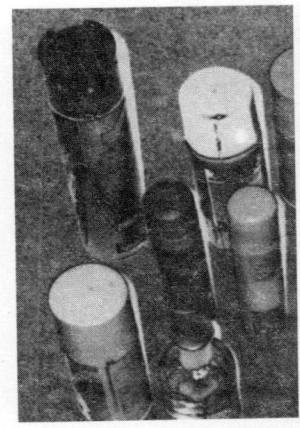

Debido a la frecuencia con la que se presentan dichos químicos se ha vuelto casi imposible evitarlos por completo. No podría hacerse una lista completa por el vasto número de químicos que se utiliza. Sin embargo, tener cuidado de las fuentes principales ayuda a las personas que tratan de detectar el posible detonador y reducir su exposición a dichos químicos.

Los aerosoles y los cosméticos muy perfumados son productos obvios para comenzar una campaña para reducir la exposición a los químicos. Los desodorantes, antitranspirantes, cremas para el cuerpo, jabones y champús deben ser reemplazados por productos naturales, sin perfumes o hipoalergénicos. De los productos que se utilizan para la casa, los abrillantadores para pisos, las ceras para muebles, los jabones para alfombras, los desinfectantes y los detergentes contienen químicos que desencadenan reacciones alérgicas.

La candida y el clima húmedo

La *candida albicans* es una levadura y todas las levaduras se desarrollan de maravilla en un ambiente húmedo. Mientras más húmedo esté el ambiente, mejor se desarrollan y, como resultado, más toxinas producen.

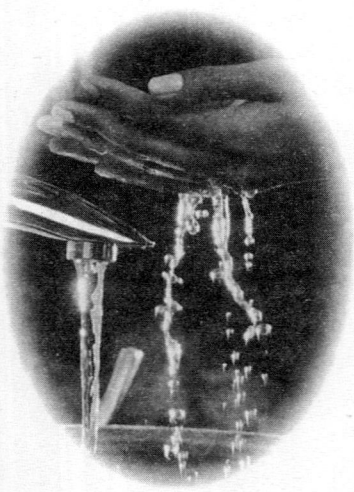

La conexión entre esta señal característica de la candida y el hecho de que las personas afectadas se sintieran mucho mejor en climas secos es un patrón que comencé a notar hace muchos años. Aunque al parecer no hay pruebas científicas que confirmen la validez de dichas observaciones, los patrones resultantes indican un exceso de simples coincidencias.

El siguiente ejemplo es muy claro. Un paciente mío trabajaba en servicios financieros en Londres y padecía de un tipo de asma leve, era sensible al humo del cigarro y a los gases de la pintura. Los síntomas empeoraban de manera dramática e instantánea cuando regresaba a Cork, su ciudad natal, para Navidad. Él hizo la asociación y notó que los peores ataques siempre coincidían con un clima particularmente húmedo. Siempre que comenzaba a bajar por la escalerilla del avión en el aeropuerto de Cork, el asma empeoraba. Y durante las primeras veinticuatro horas de regreso a Londres, cuyo clima es más frío en invierno pero mucho más seco que Cork, los síntomas mejoraban de manera importante.

Este hombre también estaba consciente del aspecto del estrés en su condición. Sabía que trabajar en servicios financieros resultaba particularmente estresante para él y descubrió que los síntomas empeoraban por el humo del cigarro y otros químicos, además del clima húmedo, cuando los niveles de estrés estaban al máximo.

La candida y la artritis

En mayor o menor grado, la humedad afecta a todas las condiciones relacionadas a la alergia. Como se señaló antes, la gente que padece de enfermedades relacionadas a la alergia experimenta una mejoría importante en su salud en general cuando está en un clima más seco.

La artritis es una condición con una obvia asociación a la humedad. Muchas personas que padecen artritis sienten que sus síntomas empeoran cuando baja el barómetro. Algunas son tan sensibles a la humedad que son capaces de predecir si va a llover.

Creo que, en dichos casos, la cercanía de la humedad aumenta aún más la situación de sobrepoblación de la candida y hace que produzca más toxinas dentro de los intestinos, las cuales se van al torrente sanguíneo. El proceso inflamatorio que asociamos a la artritis es empeorado por dichas toxinas. No todas las condiciones de artritis están relacionadas al clima o a alergias, pero las personas que noten una relación deben considerar investigar a fondo.

La candida y el estrés

Una característica común entre las personas que padecen de candida es que, al parecer, no están conscientes de sus altos niveles de estrés y ansiedad. Su preocupación está enfocada por completo a los síntomas físicos de su reacción alérgica.

Las opiniones difieren en cuanto a si el estrés es la causa o el resultado de la candida. Yo creo que pueden ser ambos. Sin embargo, en la mayoría de los casos creo que la persona afectada tiende hacia la preocupación o el estrés más de lo normal y ello inicia el proceso de la candida. Entonces, debido a los angustiantes síntomas asociados a la candida, se incrementan aún más los niveles de ansiedad. La situación puede autoperpetuarse y la ansiedad actúa como un catalizador para la candida y ésta, a su vez, crea más ansiedad.

La candida y el azúcar

Debido a que la candida es una levadura y las levaduras se alimentan directamente del azúcar, las personas con problemas de candida deben reducir en gran medida la ingesta de azúcar. Además del azúcar que obtenemos de la azucarera, se encuentra presente en pasteles, galletas, cerveza, refrescos, helados y muchos alimentos preparados y enlatados.

Algunas personas sustituyen el azúcar por endulzantes artificiales, como la sacarina, y desde el punto de vista de la alergia es mucho mejor. No obstante, la alternativa más natural es utilizar miel de manera moderada. Una baja ingesta de miel es aceptable y contiene muchos nutrientes esenciales. En muchos casos inciertos de este tipo, la gente debe descubrir su propio nivel de tolerancia.

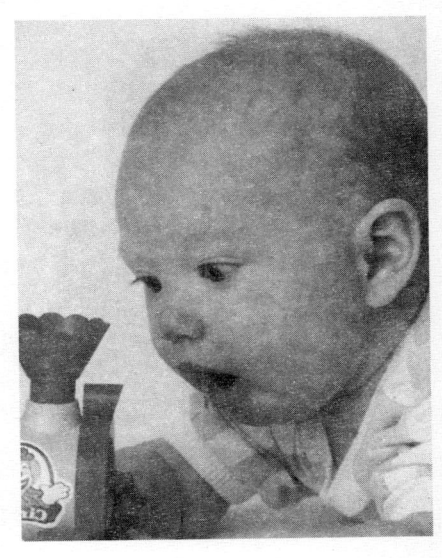

CAPÍTULO SEIS

Bebés y niños

Quizá este capítulo sea el más importante del libro, pues el enfoque de la alergia tiene el potencial de ayudar, de manera rápida y efectiva, en muchas enfermedades de la infancia. Mucha gente ignora que los bebés y los niños son propensos a las alergias, pero si se identifica y se elimina el alimento causante, la mejoría es notable. Los antibióticos y los esteroides desencadenan alergias en los niños al igual que en los adultos.

La flora intestinal del bebé

A diferencia de los adultos, cuyo equilibrio entre bacterias enemigas y amistosas del intestino es bastante estable, la flora intestinal en los bebés y niños se afecta con mucha facilidad. Cuando dominan las bacterias enemigas aparecen las toxinas y desencadenan muchas enfermedades.

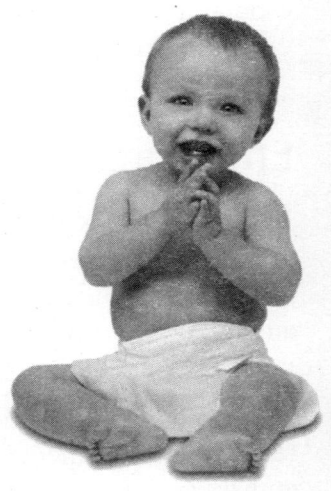

En la mayoría de los adultos, la pared intestinal es una barrera eficiente que previene que los alimentos no digeridos y las toxinas del intestino se escapen de éste y lleguen al torrente sanguíneo. Sin embargo, durante las primeras semanas de vida del bebé, los intestinos permiten el paso de grandes moléculas de proteínas a través de las paredes intestinales hacia el torrente sanguíneo. Es una situación sana y normal: la leche materna contiene anticuerpos especiales que necesitan llegar al sistema del bebé para preparar al sistema inmunológico en desarrollo y ayudar a combatir infecciones.

Debido a la naturaleza porosa de los intestinos del bebé, la comida sin digerir o las bacterias pueden llegar al tracto digestivo y al resto del cuerpo, lo cual hace que los bebés sean candidatos principales a desarrollar alergia y sensibilidad a los alimentos y marca el inicio de muchas enfermedades. De manera regular, la porosidad de los intestinos del bebé cambia dentro de las primeras cuatro semanas, aunque puede tardar hasta seis meses.

Como consecuencia es muy importante el tiempo en que se introducen alimentos sólidos, aunque no existe un momento universalmente correcto para hacerlo. Lo mejor es introducirlos de manera gradual. Los padres que están conscientes del potencial de las alergias a los alimentos son capaces de asociar una disminución en la salud del bebé con la introducción de un alimento nuevo en particular.

Embarazo

Las alergias a los alimentos y la sensibilidad tienen una fuerte asociación hereditaria que, al parecer, pasa de padres a hijos. La probabilidad de que el hijo desarrolle sensibilidad aumenta de manera dramática en casos en que ambos padres la tienen.

El embarazo es un tiempo crítico en el desarrollo de intolerancia a los alimentos. Es muy importante que, durante el embarazo, las madres propensas a alergias se abstengan de todo alimento al que son alérgicas para evitar que las toxinas resultantes lleguen al bebé en desarrollo a través del suministro de sangre en la placenta. También es importante tratar de evitar situaciones estresantes pues la tensión y las preocupaciones desencadenan alergias.

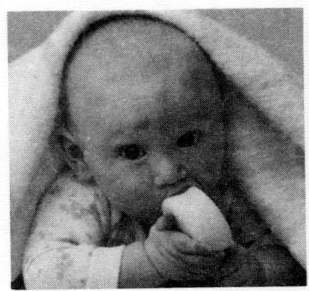

¿Qué más puedes hacer para ayudar a tu bebé?

- **Parto natural.** La bifidobacteria y otros microorganismos benéficos entran a los intestinos del bebé a medida que pasa a través del canal del parto. Los bebés que nacen por cesárea tienen un menor nivel de infiltración de estos microorganismos benéficos.

- **Amamantamiento.** Los bebés amamantados tienen una menor incidencia de cólico y otros malestares digestivos que los alimentados con botella. Lo anterior se atribuye a las bacterias amistosas (bifidobacteria), cuyo crecimiento se intensifica gracias a la leche materna. Estos microorganismos benéficos son responsables del 99% de la flora intestinal sana de los bebés que toman leche de su madre (22).

- **Alimentación prolongada.** Amamantarlo durante un tiempo prolongado protege aún más al bebé; hacerlo por menos de 13 semanas resulta en bebés que padecen índices similares de problemas intestinales que los bebés alimentados con botella. (23).

¿Cuándo resulta problemático amamantar a tu bebé?

El amamantamiento está contraindicado sólo cuando la madre padece de alergias. La composición química de la alergia de la madre, junto con sus anticuerpos asociados, se abren paso para llegar a la leche materna, lo cual afecta al bebé. Cuando los bebés que son amamantados comienzan a desarrollar condiciones que posiblemente se relacionen a alergias, como cólico, eczema e infecciones del oído medio, la madre debe hacerse pruebas de alergia. He observado que una vez que la madre que está amamantando a su hijo elimina sus propias alergias, mejora la calidad de su leche y el bebé se siente mejor.

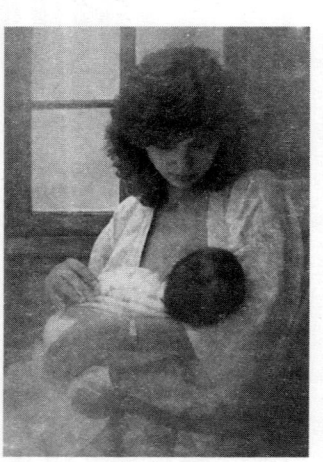

Condiciones que afectan a bebés y a niños

En mi opinión, muchas de las condiciones comunes que se presentan en niños y bebés, como infecciones del oído medio, asma, eczema, cólico y problemas de oídos, nariz y garganta, están relacionadas a las alergias. En la mayoría de los casos, el tratamiento estándar es esteroides o antibióticos. Para la mayoría de los niños, una serie corta no ocasiona daño en particular. Los problemas aparecen cuando la primer serie no funciona y el niño es sometido a varias series. Otro escenario se presenta cuando el tratamiento da resultado durante poco tiempo y unas semanas o meses después, el niño presenta de nuevo la misma condición. Éstas son las circunstancias en las que deben considerarse las pruebas de alergias para evitar que el niño se debilite debido a las repetidas series de antibióticos y esteroides.

Es decir, el antibiótico elimina la infección pero, debido a que la causa subyacente —la alergia— no es eliminada, continúa creando toxinas que ocasionan más infecciones. Como resultado, el niño continuamente es víctima de las enfermedades. Es más, el uso repetido de antibióticos o esteroides afecta aún más a las bacterias del delicado intestino del bebé y hace que sea más vulnerable a infecciones.

Eventualmente, la mayoría de los niños supera sus alergias. No obstante, mi experiencia indica que mientras más tiempo continúe una alergia sin ser diagnosticada y más medicamento se le administre, más tiempo tardará el niño en superar la alergia.

La hiperactividad en los niños

El doctor Ben Feingold fue una de las primeras personas en considerar la posibilidad de que algunos niños hiperactivos sean afectados por colorantes y aditivos. También existe una asociación entre la hiperactividad y alimentos como huevos, productos lácteos, carne y pan. En los niños, estas reacciones se manifiestan como irritabilidad, poca disposición a cooperar e hiperactividad. En los adultos, dichas reacciones alérgicas fomentan cambios de humor, en particular depresión e impulsos agresivos o antisociales.

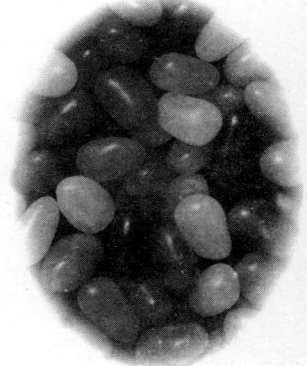

Publicación: *The Daily Mail*

Martes, 17 de febrero, 1998

Prueba casera de alimentos que perjudican tu salud

Por Lesley Turney.

Hilda Hernández, de 31 años y madre de dos niños, descubrió que las reacciones alérgicas a varias sustancias comunes se encontraban en el origen de los problemas emocionales y físicos de su hijo.

"Cuando estaba aprendiendo a caminar, René padecía de infecciones recurrentes en el pecho y de eczema severo. Era hiperactivo y tenía dificultades para dormir y concentrarse", dijo Hilda, quien maneja un centro de salud en York junto con su esposo, Rogelio.

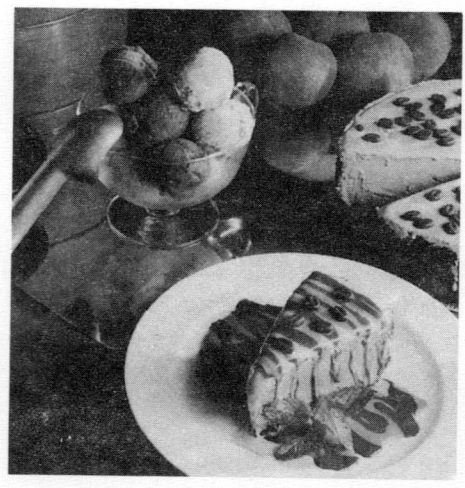

"Estaba preocupada por la cantidad de medicamentos que tomaba y, cuando alguien sugirió que podía ser alérgico a los alimentos, decidí que le realizaran pruebas.

"Resultó que René era alérgico a más de 20 alimentos diferentes, como trigo, avena, cítricos, leche y otros productos lácteos. De inmediato eliminé esos alimentos alérgicos de su dieta.

"El eczema desapareció por completo y cada vez sufría de menos infecciones hasta que, pocos meses después, su salud era perfecta y era un niño feliz, tranquilo y sano".

(Reproducido con autorización de The Daily Mail).

Infecciones en los oídos

Las infecciones en los oídos pueden ser resultado de una complicación de infecciones en el tracto respiratorio superior, como el resfriado común. Las infecciones en el área de la garganta, amígdalas o senos pueden llegar al oído medio a través de la trompa de Eustaquio, aunque el diseño de la trompa evita que suceda.

Otras infecciones del oído medio, comunes en bebés y niños, tienen una fuerte asociación a las alergias. Dicha condición es la otitis media. El oído medio está conectado a la garganta por medio de la trompa de Eustaquio, el cual drena el fluido que sucede de manera natural dentro del oído medio. La trompa de Eustaquio puede inflamarse, hincharse y bloquearse y, cuando esto sucede, se acumula el fluido detrás del tímpano y ejerce presión en el oído medio. El fluido puede estancarse e infectarse. La presión provoca muchas molestias a los niños afectados y el fluido infectado conduce a inflamación del tímpano y de los tejidos que le rodean.

El niño llora constantemente, se frota el oído, tiene fiebre, está irritable y puede tener dificultades para escuchar. Entre los síntomas asociados a la infección del oído medio se encuentran diarrea y vómito.

El tratamiento estándar para las infecciones del oído es prescribir antibióticos. Por lo general se da a los niños varias series de antibióticos para tratar las infecciones recurrentes. Sin embargo, lo anterior significa que crean resistencia y, como consecuencia, necesitan antibióticos más potentes. Algunos doctores prescriben tomarlos diario para prevenir infecciones del oído a personas propensas a dichas infecciones. En algunos casos se realiza una operación para insertar un tubo que drene el fluido del oído.

Además, los niños que son sometidos a pruebas de sensibilidad a los alimentos pueden evitar los medicamentos y la cirugía.

Publicación: *Leeds Weekly News*

Jueves 22 de julio, 1999

Doctores descubren que las gemelas, María y Gabriela Andrade (los nombres fueron cambiados), padecen alergia a los productos lácteos

Por Sheila Holmes.

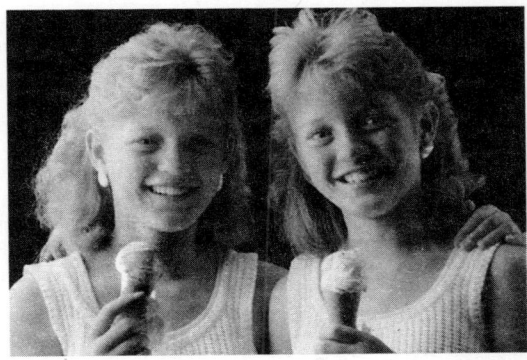

Desde que tenían una semana de nacidas, las gemelas idénticas María y Gabriela Andrade sufrían de constantes infecciones del oído. Su mamá, Daniela, las llevó a infinidad de doctores, pediatras y hospitales durante 6 años.

A pesar de ser sometidas a operaciones para insertarles tubos y así detener el constante dolor que padecían, no lograban eliminar el problema como les habían prometido, su capacidad auditiva se deterioraba y su temperamento empeoraba.

Finalmente, Daniela decidió que les realizaran una prueba de sensibilidad a los alimentos (...) Se descubrió que ambas gemelas padecían sensibilidad severa a la clara de huevo y a la leche de vaca, y sensibilidad a la leche de cabra, a las almendras y a la cola.

Diez días después de cambiar su dieta, Daniela notó una importante mejoría en la salud de ambas niñas. Dijo: "Desde que eran niñas lloraban y gritaban por la noche y estaban muy intranquilas.

"Era angustiante tener que someterlas a operaciones cuando tan sólo eran unas niñas.

"María y Gabriela tomaron mucho más antibióticos que cualquier otro niño. Yo sabía que algo causaba las infecciones pero no podíamos precisar qué era.

"Ahora son más seguras de sí mismas y mucho más felices. Se ven mucho más sanas, su comportamiento es mejor y sé que se debe a que se sienten mejor".

Ambas niñas, quienes no subieron de peso durante algunos meses, ahora tienen el peso adecuado, mejoró su capacidad auditiva, ya no tienen infecciones en el oído ni congestión en los senos y dejaron de roncar.

(Leeds Weekly News, Jueves 22 de julio, 1999).

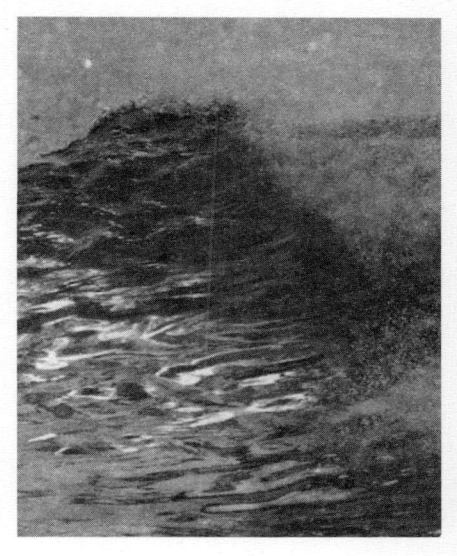

CAPÍTULO SIETE

Algunas condiciones comunes
(y cómo aliviarlas)

Un libro de la extensión de éste no podría detallar cómo tratar cada enfermedad relacionada a la alergia. Quizá no sea necesario hacerlo puesto que creo que muchas condiciones médicas comunes no son sino distintas manifestaciones del mismo fenómeno —alergia. El tratamiento que me parece más efectivo para estas condiciones asociadas es la prueba de alergias, cambios en la dieta y la acupuntura. A pesar que los principios básicos son los mismos, si se quiere obtener los mejores resultados, el tratamiento debe adecuarse a las necesidades del individuo.

A lo largo del libro hay ejemplos de enfermedades relacionadas a alergias y casos que muestran cómo se aliviaron los molestos síntomas al tratarlos desde la raíz. Este capítulo se trata de otras tres condiciones comunes:

♦ síndrome del intestino irritable,

♦ migraña,

♦ úlceras estomacales.

Síndrome de intestino irritable

Según una encuesta llevada a cabo en 1998 para el medicamento antiespasmódico Colpermin, uno de cada cinco adultos padece síntomas del síndrome de intestino irritable, una alteración de la función intestinal normal que se manifiesta como malestar abdominal y hábitos intestinales difíciles o incómodos. El síndrome de intestino irritable es mucho más común en mujeres con el 28% que padece los síntomas en comparación al 11% de los varones. Hoy en día, en Irlanda es una condición alarmantemente común. Según el doctor N. Keeling, del hospital St. James en Dublín, especialista en desórdenes intestinales, el síndrome de intestino irritable afecta alrededor de 15 de cada 16 pacientes que asisten a la clínica de gastroenterología (24).

El término "irritable" se refiere a que las terminales nerviosas que suministran al intestino son muy sensibles. Como resultado, el intestino se irrita por la menor alteración de partículas de alimentos, fluidos o gas que pasa a lo largo. Por lo general, los síntomas son uno o todos de los siguientes:

♦ Espasmo intestinal, calambres y malestar abdominal,

♦ hinchazón, flatulencia, náusea,

♦ estreñimiento y/o diarrea,

♦ movimientos intestinales incompletos.

El síndrome de intestino irritable no presenta evidencias de la enfermedad en el intestino en sí. El diagnóstico se hace con base en los síntomas anteriores junto con la ausencia de evidencia de alguna enfermedad orgánica. Para confirmar el diagnóstico, algunas veces se realizan análisis de sangre, rayos X y endoscopia. No obstante, debido a la posibilidad de cáncer de intestino, siempre debe hacerse un diagnóstico adecuado antes de realizar la prueba de alergia.

Estoy casi seguro de que el síndrome de intestino irritable es provocado por estrés emocional, donde la tensión es transmitida al intestino a través de los nervios y así se vuelve demasiado sensible. La sensibilidad del intestino refleja el grado de estrés experimentado. Los alimentos sin digerir empeoran la condición del intestino sensible y actúan como disparador que origina los síntomas.

Publicación: *The Sunday Telegraph*
Marzo 21, 1999

Alimentos saludables que te causan daño

Por Jacqui Thornton

Durante años, los padres han dicho a sus hijos que coman verduras y mucha fruta para mantenerse sanos. Sin embargo, nuevas investigaciones muestran que es probable que algunas de las verduras, frijoles y frutas que hemos comido por esa insistencia nos causan daño. (...)

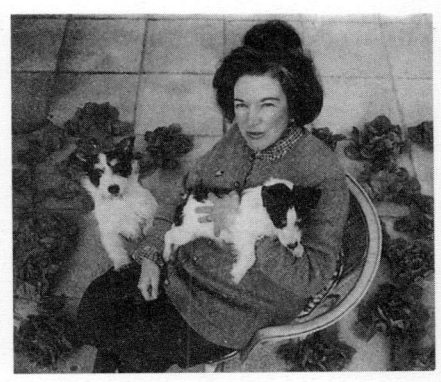

Los científicos han descubierto que la grosella negra, los frijoles, los jitomates, los chícharos y la lechuga pueden tener efectos adversos. (...)

Los alimentos en sí no ocasionan los síntomas sino que disparan una reacción adversa en personas con predisposición a dichos síntomas. Así, la gente con predisposición a la migraña sufre de fuertes dolores de cabeza si consume alimentos a los que es sensible. (...)

Tony Robards, profesor de biología y pro-vicerrector de la Universidad de York, (...) dijo: "¿Quién iba a pensar que nuestra vieja amiga, la lechuga, hiciera que alguien se sintiera muy mal? Pero si contiene cierta molécula es posible que a tu cuerpo no le guste".

Dijo que la sensibilidad a los alimentos se dispara porque el sistema inmune rechaza a una sustancia sin digerir. "El cuerpo humano desarrolló un sofisticado sistema de defensa contra cualquier ataque. Cuando detecta algo que no le gusta produce una respuesta alérgica". Dijo que lo anterior puede ser extremo e inmediato, como con los mariscos, o puede ser una reacción menos evidente que se mide en los anticuerpos de la sangre. (...)

Christine Alden dejó de consumir lechuga y fruta y se curó de su malestar.

Christine, de 44 años de edad y esposa de un granjero (...), se sorprendió al descubrir que era sensible a la lechuga, la toronja, la piña y los refrescos de cola. Durante mucho tiempo padeció de síndrome de intestino irritable y por eso trataba de comer sanamente.

Le recetaron medicamentos pero se sentía deprimida, aletargada y padecía de dolor estomacal. Después de la prueba bajó 6 kilos y dejó de tomar los medicamentos. "No podía creerlo. Comía verduras y frutas porque pensé que eran saludables".

(Reproducido con autorización de The Sunday Telegraph, Marzo 21, 1999).

Migraña

La migraña es un dolor de cabeza recurrente y punzante. Se cree que son el resultado de la distensión e inflamación de los vasos sanguíneos del cerebro. Algunas veces, este periodo de inflamación es seguido por una constricción de los vasos sanguíneos.

Por lo general, hay un aviso (aura) de que se avecina un ataque, la cual va desde trastorno visual, como luces brillantes y líneas serpenteantes, a hormigueo o debilidad en los miembros o mareo. No todas las personas experimentan dicho aura, pero cuando alguien lo hace, los síntomas suelen suceder de la misma manera en cada ataque; esto recibe el nombre de migraña clásica. Otro tipo, conocido como migraña común, se presenta sin aviso.

Así como el intestino tiene un suministro directo de nervios, también hay un suministro de nervios a los vasos sanguíneos que controla la dilatación y la constricción. En momentos de emergencia, este suministro de nervios contrae el diámetro de los vasos sanguíneos, lo cual aumenta la presión y mejora en abastecimiento de sangre a todo el cuerpo. Una vez que cesa la emergencia libera la constricción y se reduce la presión.

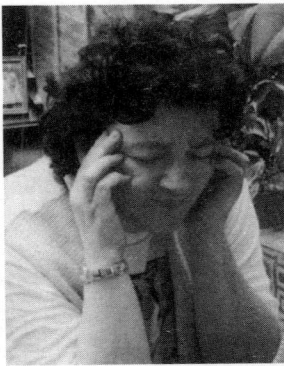

Publicación: *The Daily Express*
Viernes 30 de junio, 2000

El muesli me hizo estornudar durante 35 años

Por Alun Rees

Patrick Webster, víctima de alergias, estornudó 700 veces al día durante 35 años hasta que los especialistas descubrieron que su tormentoso mal era causado por el "saludable" tazón de muesli que desayunaba todos los días.

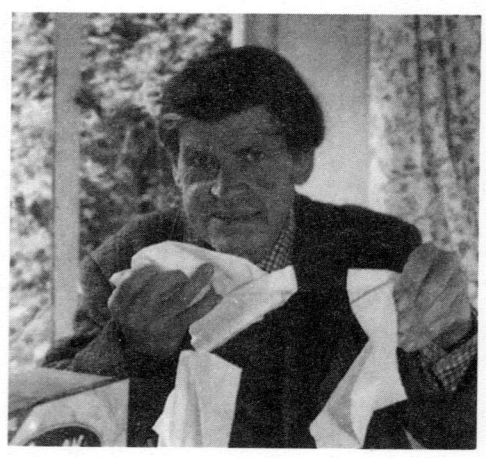

El ex-funcionario de 52 años consultó a más de 60 doctores del servicio nacional de salud en su afán por curarse pero los estornudos no cesaban hasta que en julio visitó una clínica de alergias a 320 kilómetros de su casa.

Patrick está considerando ejercer acción legal contra las autoridades de salud por su incapacidad de detectar su alergia a la avena y a la yema de huevo por medio de una serie de pruebas de eliminación de sensibilidad a los alimentos y por su negligencia.

Patrick, cuyos ataques comenzaron a los 15 años, dijo: "Estornudaba cientos de veces al día durante todo el año y era agotador. Estaba tan desesperado por resolver el problema que me tomé seis meses del trabajo y terminé en tres hospitales diferentes. Me hicieron pruebas de alergias en la piel y todas resultaban negativas así que los doctores no me hacían otro tipo de prueba de alergia.

"Un doctor me dijo que padecía alergia a mí mismo, de manera que no es sorprendente que no mejorara mi condición. El mejor tratamiento que me dieron fue con esteroides y durante 20 años prácticamente dependía de ellos pero fue una pérdida de tiempo y me hicieron más daño que bien.

"Ahora no los necesito pero padezco todos los efectos secundarios como osteoporosis, calambres y pocas reservas de minerales".

The Daily Express, Junio 9, 2000.

Úlceras estomacales

El término se refiere a un área de erosión o inflamación de la membrana mucosa que recubre al estómago. Los síntomas comunes son dolor en el área acompañado de vómito, agruras o flatulencia. Los ataques pueden durar varias semanas y de repente cesar por completo para aparecer de nuevo sin previo aviso.

Al investigar la causa de las úlceras estomacales, el interés se ha centrado sobre la bacteria estomacal *helicobacter pylori*. Para erradicar a este organismo se usa una combinación de tres antibióticos muy potentes.

Se cree que la mitad de la población mundial está infectada por la helicobacter. Dado que el tracto intestinal está normalmente habitado por más de 1.135kg de bacterias vivas, es posible que la *helicobacter pylori* sea una bacteria intestinal normal cuya cantidad aumentó. Pero, si la helicobacter es la causa de las úlceras gástricas, ¿por qué la mitad de la población mundial, que también está infectada por dicha bacteria, no padece de úlceras?

La hipótesis de la *helicobacter pylori* es similar a la explicación de la candida en el capítulo 5. Mi opinión es que sólo un sistema inmunológico fuerte y poblaciones crecientes de bacterias sanas pueden controlar a todas estas bacterias potencialmente perjudiciales.

En algunos casos, los antibióticos resuelven el problema pero casi siempre sólo es cuestión de tiempo para que la condición aparezca otra vez. En dichos casos, la tendencia médica tradicional es utilizar una serie más fuerte de antibióticos. El resultado es que el paciente queda seriamente agotado debido a estos medicamentos tan poderosos.

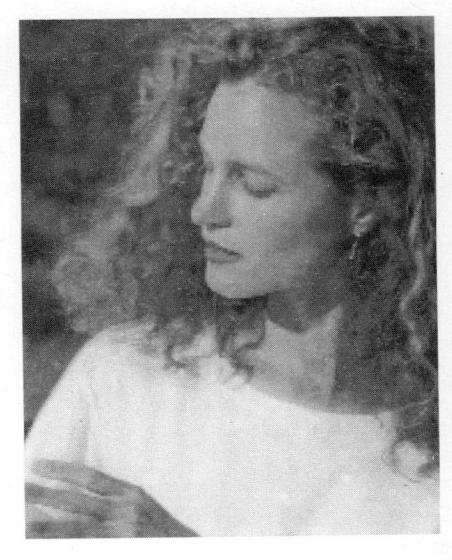

CAPÍTULO OCHO

Hormonas y terapia de reposición hormonal

Las hormonas son mensajeros químicos que viajan en el torrente sanguíneo a todo el cuerpo. Influyen sobre el funcionamiento de muchos de los órganos y sistemas más importantes del cuerpo.

La terapia de reposición hormonal consiste en la administración oral de hormonas específicas y las toman mujeres que sufren de deficiencias hormonales.

Existen muchos problemas médicos específicos de la mujer, como la osteoporosis y los bochornos, asociados a grados de desequilibrio dentro del sistema hormonal femenino. La medicina occidental tiende a creer que la terapia de reposición hormonal es la solución a la mayoría de estos problemas.

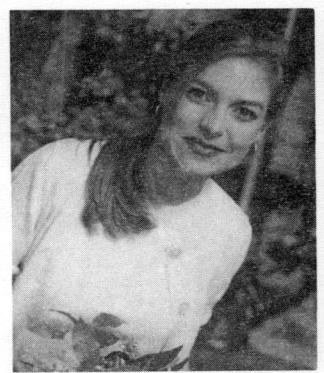

Las mujeres propensas a alergias suelen responder mal a la terapia de reposición hormonal. Se sienten de maravilla durante los primeros seis meses o dos años, pero después comienzan los efectos secundarios. Debido a esta acción retardada, los efectos secundarios como alergias, aumento de peso, hinchazón y malestar general no se reconocen como ocasionados por la terapia de reposición hormonal.

El desarrollo de la terapia de reposición hormonal

Las preparaciones de estrógeno aparecieron durante la década de los 20 y desde entonces han tenido una historia llena de altibajos. Durante los sesenta se creía que eran un medicamento maravilla capaz de curar muchos desórdenes de la vida adulta y de retrasar el inicio del envejecimiento. No obstante, a mediados de los años setenta se descubrió que el uso de estrógenos causaba un aumento importante en la incidencia de cáncer endometrial (cáncer en el recubrimiento del útero). La terapia de reposición hormonal fue reformulada y se le añadió progesterona, la cual ahora se cree que protege al endometrio contra el cáncer. Sin embargo, todavía existen muchas dudas en cuando a su seguridad (25).

Una teoría errónea

Las hormonas femeninas, estrógeno y progesterona, funcionan juntas como un par. El estrógeno estimula muchos de los sistemas del cuerpo y la progesterona protege a dichos sistemas del exceso de estimulación. En particular, el estrógeno estimula al recubrimiento del pecho y del útero.

Los doctores creen que muchas de las quejas asociadas a la menopausia son provocadas por deficiencia de estrógeno y que condiciones como osteoporosis, enfermedad de las coronarias y los bochornos pueden resolverse por medio de la terapia de reposición hormonal. Sin embargo, me preocupa la cantidad, cada vez mayor, de pacientes alérgicas cuyas situaciones empeoran por la terapia de reposición hormonal. Me sorprendió descubrir que existe muy poca evidencia que apoye muchos de los supuestos beneficios de dicha terapia cuando, de hecho, hay grandes cantidades de evidencia que advierte acerca de los peligros que implica (25a).

La mayoría de las mujeres casi nunca son sometidas a pruebas para averiguar el nivel exacto de hormonas antes de prescribir la terapia. Se prescribe en dosis estándar y su adecuación se basa en si provoca efectos secundarios o no. No obstante, los efectos secundarios tardan entre seis meses y dos años en manifestarse y, debido a esta demora, no se asocian a la terapia de reposición hormonal.

PRUEBAS DE HORMONAS

La prueba FSH/LH

Existen muchas pruebas para los doctores que desean medir los niveles hormonales, la más común es la Prueba de la Hormona Folículo Estimulante/Hormona Luteinizante (FSH/LH), pero es insatisfactoria porque no mide directamente los niveles de estrógeno y progesterona. Esta prueba mide los niveles de hormonas FSH y LH —las cuales son enviadas por el cerebro para disparar la producción de estrógeno y progesterona. El practicante debe interpretar la importancia de estas lecturas y por lo general se malinterpretan.

Análisis de sangre

Los análisis de sangre se usan para medir los niveles de hormonas pero también presentan desventajas. Del número total de hormonas en el torrente sanguíneo, sólo una cantidad pequeña de hormonas libres, entre 1 y 10%, son benéficas para el cuerpo en cualquier momento dado. La mayoría se encuentra en una forma que el cuerpo no puede utilizar (hormonas unidas). Los análisis de sangre registran los niveles totales de hormonas pero no precisan qué cantidad es de utilidad. Dado que algunas de estas hormonas son medidas en un billonésimo de gramo (equivalente a una pizca de sal en una alberca), es fácil darnos cuenta cuán precisa debe ser la prueba hormonal.

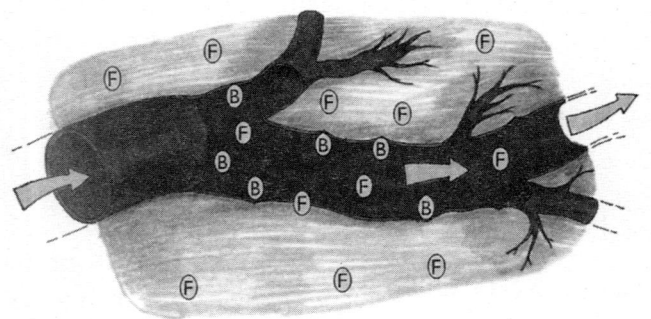

Ⓕ Hormonas libres
Ⓑ Hormonas unidas

Análisis de saliva

Existe una mejor manera de analizar los niveles de estrógeno y progesterona. Sólo son útiles aquellas hormonas que se descomponen y penetran en los tejidos. Estas hormonas libres también entran a la saliva y es fácil medirlas así.

La gran ventaja del análisis de saliva se relaciona al momento del día en que se recolecta la muestra. Los niveles hormonales aumentan y disminuyen durante el día y lo mejor es tomar la muestra a la misma hora cada día. Los análisis de sangre sólo se hacen en hospitales, clínicas o en el consultorio del doctor y por ello es más difícil tomar una muestra de sangre a la misma hora.

Un análisis de saliva se hace en la comodidad del hogar. Se toma una pequeña muestra de saliva y se coloca en un frasco especial que se envía al laboratorio para ser analizado. Es recomendable hacer la toma temprano en la mañana, antes de comer o cepillarse los dientes.

Estos análisis se ha usado de manera científica durante cerca de treinta años. Sin embargo, se han utilizado principalmente en institutos de investigación y, como consecuencia, son una técnica desconocida para muchos practicantes.

Tipos de hormonas

Las mujeres no sólo reciben la dosis incorrecta de hormonas sino que también reciben el tipo incorrecto de hormonas.

Existen tres tipos: naturales, sintéticas y derivadas de animales. Las hormonas naturales son iguales a las que tenemos en el cuerpo y funcionan de la misma manera. Son de origen vegetal y tienen que ser procesadas en el laboratorio. Algunas veces se les conoce como hormonas bio-idénticas y son procesadas de manera que igualan a las tuyas.

No obstante, las hormonas que más comúnmente se prescriben son las sintéticas o las derivadas de animales. Las compañías farmacéuticas promueven a las sintéticas porque son las únicas que pueden patentar. Las hormonas sintéticas y las derivadas de animales son similares a las tuyas pero no son idénticas. De hecho pueden agravar muchos síntomas asociados a las hormonas (25a), como:

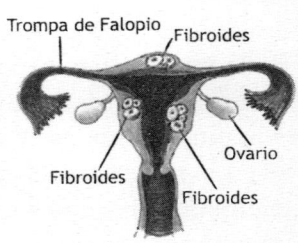

- Fibroides,
- Aumento de peso, hinchazón, inflamación, senos sensibles,
- Aumento en la presión sanguínea,
- Irritabilidad, depresión, bochornos, sudores nocturnos,
- Exageración de los síntomas alérgicos como asma, eczema, migraña, intestino irritable, artritis.

Otro problema con estas hormonas es que el cuerpo tiene gran dificultad para excretarlas. El cuerpo excreta las hormonas naturales en unas horas y se ha demostrado que las artificiales permanecen en el cuerpo hasta trece semanas. Por lo tanto, muchos de los efectos secundarios son resultado de la sobre-estimulación hormonal.

Progesterona natural

Se estima que la disminución menopáusica de estrógeno es aproximadamente el 60%, mientras que el agotamiento de progesterona puede ser del 100%. Como resultado de esta nueva comprensión de los niveles hormonales, muchos practicantes ya no prescriben HRT sino progesterona natural. La progesterona natural por sí sola, sin el problemático estrógeno, es un método útil y, al parecer, sin efectos secundarios, de tratar muchas condiciones que antes se trataban con HRT. Un concepto erróneo general es que la progesterona natural y las formas sintéticas (conocidas como progestina o progestogeno) son muy parecidas. Y no lo son. Existe cada vez más evidencia que indica que las progestinas sintéticas no funcionan tan bien como la progesterona natural y tienen muchos efectos secundarios tóxicos.

Hoy en día están realizándose pruebas clínicas más profundas de la progesterona natural y se necesita hacer muchas más. Toda la evidencia que existe, incluyendo toda una vida de estudio del doctor J. Lee, indica que, cuando se toma en dosis adecuada, la progesterona natural no ocasiona efectos secundarios.

En algunos países se encuentra la progesterona natural en las farmacias y se vende sin receta; en otros países sólo se compra con receta. Infórmate con tu doctor o en la farmacia.

Terapia de reposición hormonal

La reposición hormonal existe en varias formas y tres de las más comunes son en tabletas, parches o cremas.

Las hormonas en tabletas pasan por el sistema digestivo y por el hígado, de manera que sólo el 10% de la dosis original llega al torrente sanguíneo. Debido a lo anterior se prescriben dosis muy altas, lo cual causa muchos de los efectos secundarios comúnmente relacionados a esta forma.

El parche es un pequeño depósito de hormonas que se pega a la piel con una banda adhesiva y se cambia una o dos veces a la semana. Las hormonas pasan directamente al torrente sanguíneo y la dosis es más baja que la de las tabletas, muchas veces es hasta diez veces menor. La mayoría de los parches contienen dosis estándar, de manera que es difícil ajustar la dosis.

Las cremas de progesterona natural están impregnadas de hormonas y se absorben directamente a través de la piel. Igual que con el parche, los resultados terapéuticos se logran con dosis relativamente bajas. La gran ventaja de las cremas es que la dosis se ajusta fácilmente.

Osteoporosis

La mujer promedio alcanza la fuerza ósea máxima entre los 25 y los 35 años de edad, después de dicha edad comienza a perderse de manera lenta. Literalmente, la palabra osteoporosis significa "huesos porosos". Es una enfermedad en la que los huesos se vuelven muy porosos, cada vez más frágiles y propensos a romperse con facilidad. No presenta señales externas sino hasta que está firmemente establecida. Afecta a todo el esqueleto pero es más común que ocasione vulnerabilidad a fracturas en los huesos de la columna, cadera y muñecas.

Los dirigentes médicos creen que la deficiencia de estrógeno es la causa principal de esta condición y que la terapia de reposición hormonal es el tratamiento adecuado. La realidad es que la osteoporosis es una enfermedad donde hay pérdida excesiva de huesos y no necesariamente se debe a la deficiencia de estrógeno.

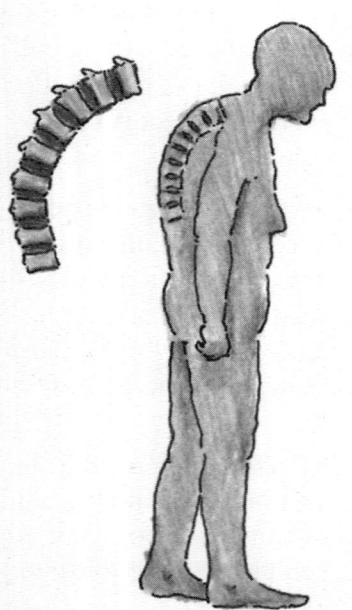

Muchas mujeres que padecen de osteoporosis llegan a la menopausia con la condición bien establecida. Es posible que empezara muchos años antes, cuando los niveles de estrógeno están al máximo. Una vez que comienza la menopausia, estas mujeres experimentan un aumento en la velocidad de densidad mineral ósea más rápido que la velocidad promedio. La pérdida acelerada continúa durante un periodo de 5 años aproximadamente. Durante este periodo, la terapia de reposición hormonal reduce la velocidad de pérdida de masa ósea, pero no produce nuevo tejido óseo de manera importante (25d).

Cualquier beneficio asociado a la terapia de reposición hormonal se pierde en un periodo de cinco a diez años. De esta manera, las mujeres llegan a los setenta, tiempo en el que son más vulnerables a fracturas, sin protección alguna (habría pasado lo mismo sin la terapia de reposición hormonal).

En estos casos, los nuevos análisis de saliva indican que el estrógeno es deficiente pero, con mucha frecuencia, la progesterona es aún más deficiente. La investigación del Dr. Lee muestra que las mujeres obtienen nuevos huesos, de una mayor densidad mineral ósea, a partir de la terapia de progesterona natural y con o sin el problemático estrógeno (25e). En 1995, la muy importante prueba PEPI demostró que la progesterona natural es superior a la sintética.

Cuatro factores clave en la prevención de osteoporosis

- ♦ La primer causa de osteoporosis es un desequilibrio hormonal, en especial entre estrógeno y progesterona. Si decides tomar hormonas para aliviar la situación, primero que nada debes probar tus niveles. Usa sólo hormonas naturales y revisa tus niveles a intervalos regulares para asegurar que no estés dando una sobredosis a tu sistema.

- ♦ El calcio es el componente principal de los huesos. Los productos lácteos son la fuente número uno de calcio para la mayoría de las personas, aunque la alergia a los lácteos es casi endémica en las sociedades occidentales. Si eres alérgico a los lácteos no obtienes calcio de ellos. La prueba de alergia IgG es la única manera de asegurarse si existe alergia a los productos lácteos.

♦ Hacer ejercicio de manera regular es un factor esencial para mantener buena salud en general, pero es especialmente importante para mantener una estructura ósea sana.

♦ El estrés es el ingrediente principal en todas las situaciones mencionadas en este libro. El estrés saca de equilibrio a toda la orquesta y, en mi opinión, es el iniciador de la condición. Un programa de ejercicio regular, en especial si lo disfrutas, es una de las mejores maneras y más naturales de enfrentarse al estrés de todos los días.

La otra opción de tratamiento es utilizar la Acupuntura de los Cinco Elementos. Se requiere grandes habilidades por parte del practicante y para mí, la acupuntura es una de las maneras menos reconocida y la más poderosa de devolver el equilibrio a todo el sistema hormonal.

Vértebra sana

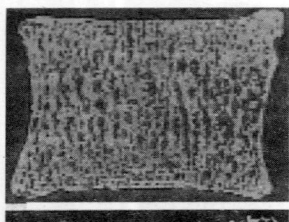

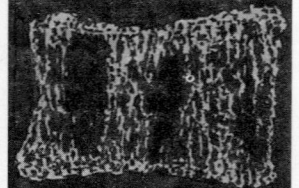

Vértebra con osteoporosis

Una prueba recomendada para la osteoporosis

La osteoporosis da pocas señales de advertencia. Por lo general, una fractura repentina o inesperada resalta que la condición está bien establecida. Una vez que se pierde de manera severa la densidad ósea, es muy difícil volver a establecer la misma fuerza ósea, de manera que es esencial diagnosticar esta condición lo más pronto posible.

Si te diagnostican osteoporosis es necesario comenzar el tratamiento de inmediato. Puedes usar terapia de reposición hormonal o quizá optes por un método más natural como acupuntura, progesterona natural, complementos de calcio y ejercicio. Una vez que comienza el tratamiento es necesario saber si está funcionando y la única manera de confirmarlo es hacer una prueba de diagnóstico. Existen muchas pruebas que utilizan diferentes técnicas de ultrasonido y rayos X para calcular la densidad ósea. Cada dos o tres años se toman medidas para llevar un registro del progreso.

Las pruebas de rayos X indican qué ha pasado en los huesos, dan los niveles actuales de densidad. No obstante, la pérdida pudo ocurrir muchos años antes durante un periodo de mala salud y ahora ya cesó. O bien, sucedió cerca del tiempo de la menopausia y se detuvo desde entonces. En pocas palabras, los rayos X sólo indican qué pasó y no qué pasa ahora.

Existe una prueba mejor y se conoce como prueba desoxypyridinolina (Dpd). Indica qué pasa con los huesos y si ya cesó la acelerada pérdida ósea que ocurrió en una etapa anterior. También indica si continúa la pérdida ósea y, en caso de ser así, indica si es a una velocidad lenta o alarmante. Si comienzas un tratamiento, en unas pocas semanas sabrás si está ayudando a tu condición.

La prueba Dpd mide el nivel de una sustancia llamada Dpd, la cual es liberada durante la descomposición de las células óseas y el cuerpo la excreta en la orina. Es un marcador específico de la desintegración ósea y el laboratorio puede medirlo. Sólo se necesita colocar la primera orina del día en un frasquito especial y enviarlo al laboratorio.

Conclusión

La comunidad científica está convencida del enorme potencial de la terapia de reposición hormonal. Sí posee gran potencial pero no como se practica en el presente, no con el uso de hormonas artificiales y, definitivamente, no al prescribirlas sin primero verificar el nivel hormonal para evitar una sobredosis.

Me queda muy claro que la condición de una cantidad importante de mujeres está empeorando a causa de la terapia de reposición hormonal. Los efectos secundarios tardan mucho en desarrollarse y, debido a ello, por lo general no se asocian a la terapia.

La firme creencia de la comunidad científica sobre la terapia de reposición hormonal se basa sobre pruebas escasas acerca de algo que produce efectos secundarios graves. Si dejamos a un lado la supuesta ciencia asociada a ella, el sentido común nos dice que algo que supuestamente va a curarnos, no debe predisponernos al riesgo de padecer enfermedades serias.

Yo creo que existen opciones más importantes y mejores, y este libro se hizo con la intención de informarte sobre las opciones que tienes. Es más, en mi opinión, existe un amplio grupo de síntomas considerados como hormonales cuando en realidad son reacciones alérgicas.

Sin embargo, el objetivo de este libro no es reemplazar a un practicante competente familiarizado con las nuevas pruebas y que pueda guiarte de manera segura a través de toda esta maraña de información.

Publicación: *The Sunday Times*
Abril 9, 2000

Riesgo de ataques para mujeres sometidas a terapia de reposición hormonal

Por Jonathan Leake y Sophie Petit-Zeman.

Según unos estudios, es posible que millones de mujeres bajo tratamiento de terapia de reposición hormonal corran mayor riesgo de sufrir ataques e infartos. Los estudios practicados a 25,000 mujeres en Estados Unidos han consternado a los investigadores, los cuales esperaban descubrir que las mujeres sometidas a terapia de reposición hormonal corrían menos riesgos de sufrir dichas enfermedades.

Al segundo año de los diez que duraría el estudio, los investigadores, junto con los doctores que llevaban a cabo una prueba similar en Gran Bretaña, se vieron forzados a advertir del riesgo a todas las mujeres involucradas. (...)

La profesora Marcia Stefanick, investigadora del *Stanford Medical Centre* en California que conduce gran parte del estudio patrocinado por el gobierno, confirmó que "ha habido un aumento en situaciones cardiovasculares" y añadió que los descubrimientos eran preeliminares y que deben ser tratados con precaución. No obstante, agregó: "Todo esto enfatiza lo poco que sabemos acerca de un tema que la gente cree conocer a fondo".

Times Newspapers Limited, Abril 9, 2000.

Caso

Dolores Melinn*, Dublín, Irlanda.

Dolores ha dejado y retomado la terapia de reposición hormonal durante los últimos seis años. Se la prescribieron a causa de osteoporosis y otros problemas hormonales (bochornos, poca concentración, síntomas hormonales generales), los cuales hacían que se sintiera agotada física y emocionalmente.

Su último periodo fue en junio de 1994 y a partir de entonces comenzaron muchos de los problemas. Comenzó con la terapia de reposición hormonal en marzo de 1995 y se sintió muy bien durante 5 meses, después todo comenzó a cambiar. Desarrolló un dolor de espalda crónico y una hinchazón severa en la parte superior de la columna. Con el tiempo dejó la terapia de reposición hormonal porque el dolor en la espalda era insoportable y, al poco tiempo de dejarla, mejoraron la condición de su espalda y de su cuello.

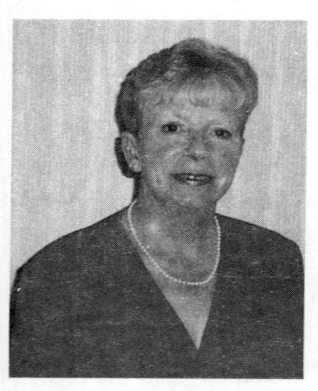

Un año después, como resultado del avance de la osteoporosis, Dolores sufrió fractura en un hueso del pie y le prescribieron la terapia de reposición hormonal de nuevo. Alrededor de seis meses después volvieron los terribles dolores de espalda y cuello. Le recomendaron a un doctor que le indicó que siguiera con la terapia pues no tenía relación con sus dolores de espalda. Al tiempo, los dolores en la espalda y el cuello se volvieron insoportables y ella misma decidió dejar la terapia. A unos días de suspender la terapia, el dolor disminuyó de manera importante, sin embargo, volvieron los bochornos y otros problemas hormonales relacionados.

Durante todo este tiempo, Dolores nunca se sometió a una prueba para medir sus niveles hormonales. Le realicé la prueba de saliva y el resultado mostraba un exceso de estrógeno en su sistema. Por lo tanto, su reacción negativa a la terapia de reposición hormonal se debía a una sobredosis de hormonas.

Dolores hizo la prueba de alergia IgG y se descubrió que es altamente alérgica. Se le prescribió un cambio en la dieta y el resultado fue una mejoría del 80% en su salud general. Comenzó a tomar un complemento de calcio regular. Un tratamiento de acupuntura le ayudó en gran medida a estabilizar el desequilibro hormonal.

La valoración de osteoporosis Dpd más reciente indica que la condición ya no está progresando. Dolores goza de completa salud sin la terapia de reposición hormonal.

*Paciente del autor.

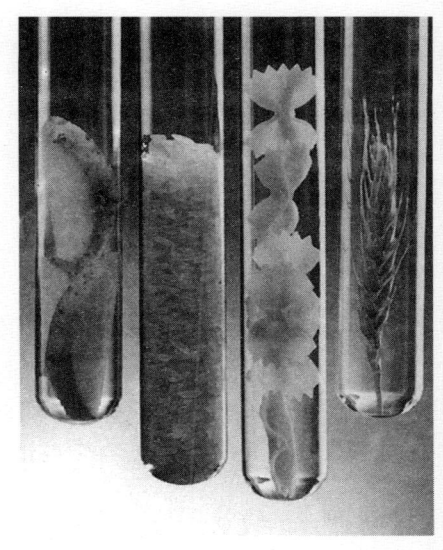

CAPÍTULO NUEVE

Pruebas de alergias

Hasta este punto, este libro ha argumentado que las bacterias enemigas que producen ciertas toxinas son estimuladas por determinados alimentos, medicamentos, preocupaciones y estrés. Esta situación empeora cuando los alimentos alérgicos (alimentos sin digerir) llegan a los intestinos e interactúan con dichas bacterias enemigas, lo cual conduce a un aumento de toxicidad en el intestino. La prueba de alergia trata de identificar qué alimentos son responsables del aumento para eliminarlos de la dieta. Lo anterior da como resultado una mejoría rápida y dramática en la salud. Las dos situaciones en las que sólo la eliminación de la comida alérgica quizá no mejore la situación son:

- Reacciones alérgicas a medicamentos, donde la persona continúa tomando la medicina culpable.

- Una persona que no logra reducir el estrés y la tensión en su vida.

- Existen muchas clases de pruebas de alergias y, para que sea viable y útil, debe seguir el siguiente criterio:

- La prueba debe ser objetiva, no sujeta a interpretación humana pues es posible que los prejuicios o creencias de la persona que la practicó influyan sobre los resultados.

- La prueba debe ser reproducible; si la sustancia de prueba (sangre) de una persona se prueba varias veces, cada vez debe dar el mismo resultado.

- La prueba debe ser capaz de establecer el grado de la reacción alérgica. Las personas alérgicas a la comida, por lo general, tienen dos o tres alergias primarias junto con una pequeña cantidad de alergias secundarias. En mi experiencia, evitar las alergias primarias es suficiente para resolver el problema. Las pruebas que no establecen el grado de la reacción alérgica hacen que los pacientes tengan que evitar todo tipo de alimentos, lo cual es difícil e inconveniente. La gente no gusta de someterse a dietas estrictas que excluyan muchos alimentos.

Muchas de las pruebas que existen en la actualidad son importantes para detectar reacciones alérgicas IgE rápidas, mientras que la mayoría de las alergias a los alimentos son de reacciones lentas y disparadas por anticuerpos IgG.

Yo utilizo una prueba IgG específica que cumple con los requerimientos anteriores.

La prueba IgG y cómo funciona

Como se mencionó antes, desde hace cinco años, los investigadores estadounidenses han entendido al anticuerpo IgG. Desde entonces se ha desarrollado una prueba de diagnóstico para ayudar a averiguar los alimentos alérgicos de respuesta lenta. Se han realizado pruebas que respaldan la prueba IgG (26) y otras están llevándose a cabo. Después de estar involucrado en pruebas de alergias desde 1983 y de trabajar con casi todas las pruebas existentes, no tengo duda de que la prueba IgG es la mejor herramienta y la más útil (27).

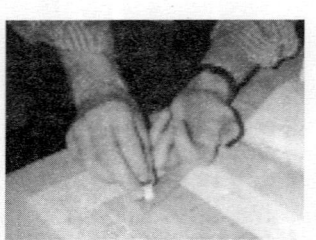

Además de un registro excelente de reproducibilidad, la prueba IgG usada en mi clínica es capaz de medir el grado de reacción de un alimento en específico y no está sujeta a interpretación humana. Otra gran ventaja es que la persona puede hacerla en su casa; sólo se necesita una gotita de sangre, como la que usan los diabéticos para revisar el nivel de azúcar en su sangre. Se da al paciente un equipo extractor fácil de usar y con instrucciones. La gotita de sangre se guarda en un contenedor especial y se analiza en el laboratorio.

Los análisis de laboratorio utilizan unos platos especialmente diseñados que tienen pequeños pozos en la superficie, en donde se cultivan los alimentos que al parecer ocasionan las reacciones alérgicas y la sangre del paciente se esparce sobre el plato. Si la sangre contiene anticuerpos antagónicos para un tipo de comida, éstos se sujetan al interior del pozo. Después de un tiempo determinado, el resto de las partículas de sangre se elimina del plato, de manera que sólo quedan los anticuerpos adheridos. Se añade un tinte especial que se une a los anticuerpos adheridos al plato. Mientras más fuerte es el color resultante, mayor es la cantidad del anticuerpo específico en cualquiera de los pozos del plato. Con el uso de instrumentos sofisticados que interpretan la intensidad del color se mide el nivel exacto de anticuerpos.

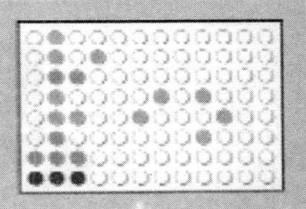

Es importante señalar que la prueba sólo funciona con alimentos que se consumieron dentro de un periodo de tres meses antes de tomar la muestra de sangre, de manera que es necesario comer una variedad de alimentos, en especial la comida específica que se quiere probar, antes de hacerse la prueba.

Interpretación de los resultados de la prueba

Al terminar los análisis de laboratorio se entrega al paciente una hoja que especifica el nivel de la reacción alérgica a cada alimento probado. Para que el paciente saque el máximo provecho de la prueba es vital realizar una interpretación exacta.

Esta prueba clasifica las reacciones en tres categorías básicas según la cantidad detectada de anticuerpos específicos a un alimento.

"Evitar" "Alternar" y "Sin reacción"

El grupo de "Evitar" se divide en +1, +2, +3 y +4 según el nivel de severidad de la reacción, +4 es el más serio.

Cómo comenzar tu dieta

Evitar   En este grupo se encuentran las alergias principales. Elimina por completo estos alimentos de tu dieta. Debes evitarlos totalmente durante tres meses.

Alternar   En este grupo se encuentran las alergias secundarias. Elimina estos alimentos durante cuatro semanas, después te sentirás mejor y podrás comenzar a reincorporar uno a la vez. Deja que pasen por lo menos dos días entre cada alimento. Si la comida que reincorporaste provoca que reaparezcan los síntomas sabrás con certeza cuál fue responsable.

Sin reacción   Consume estos alimentos de manera normal.

Los resultados de la prueba

En general, la severidad de la reacción como se indica en la hoja de resultado está correlacionada a la severidad de los síntomas ocasionados por la comida en cuestión. Por ejemplo, la reacción Levadura +3 mostrada se sospecha que es la principal culpable. En la mayoría de los casos puedes estar seguro que una lectura alta en la columna "Evitar" es el principal instigador de tu malestar y debe ser el alimento sobre el cual pongas mayor atención. Sin embargo, en pocos casos, el alimento listado en la columna "Alternar" también está involucrado en mantener activo el proceso de la enfermedad. Abogo por un procedimiento de eliminación de cuatro semanas para verificar los resultados.

Cura tus alergias

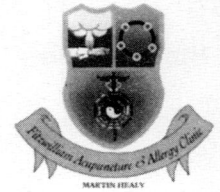

	EVITAR	ALTERNAR	SIN REACCIÓN
Granos		Avena	Trigo Arroz Centeno Maíz
Lácteos		Clara de huevo	Leche de vaca Yema de huevo
Pescado	Mariscos mixtos +1		Pescado de carne blanca
Verduras		Papa	Zanahoria Verduras mixtas Mostaza mixta
Frutas			Manzana/pera Moras mixtas Cítricos mixtos
Nueces			Nueces mixtas
Otros	Levadura +3		
Carnes			Pollo/pavo Cerdo

COMPONENTES INDIVIDUALES DE LOS ALIMENTOS MIXTOS

Pescado blanco mixto	Mariscos mixtos	Verduras mixtas	Mostaza mixta
Bacalao Arenque Platija	Cangrejo Langosta Langostino	Poroto Frijol Frijol de soya Chícharo	Col Brócoli Coliflor

Moras mixtas	Cítricos mixtos	Nueces mixtas	Levadura
Frambuesa Fresa Mora	Naranja Limón Toronja	Almendra Nuez de la India Avellana Cacahuate	Levadura para hornear Levadura de cerveza

*Nota: Los resultados de esta prueba deben ser presentados al doctor del paciente por si es necesario algún ajuste en el tratamiento o medicinas.

Otras pruebas de alergias

En mi opinión, la prueba IgG es la mejor para identificar alergias de lenta respuesta. Sin embargo existen muchas otras y a continuación se presentan sus ventajas y desventajas.

Prueba de prick

La primera prueba de alergia que usaron los practicantes médicos occidentales fue la prueba de prick y todavía es la prueba estándar para los hospitales. Se introdujo en 1911 y desde entonces no ha evolucionado gran cosa. Se deja caer una gota de la sustancia a probar sobre la piel y se da un pinchazo con una aguja. El nivel de inflamación que se desarrolla en el área pinchada indica qué tan alérgico es el individuo a la sustancia. A pesar de que se aplica para detectar reacciones adversas a los alimentos, la prueba sólo determina si un extracto de comida puede o no provocar la liberación de histamina de las células Mastzelle de la piel. En realidad, la mayoría de los síntomas clínicos disparados por alergias a los alimentos no se logran por este mecanismo de respuesta (28). Esta prueba es inexacta cuando se utiliza para detectar la mayoría de las alergias e intolerancias a los alimentos; da muchas lecturas falsas. Se ha demostrado que las pruebas de prick han producido lecturas positivas en el 15% de los casos de sensibilidad a los alimentos conocida. Alrededor del 60% de los ali-

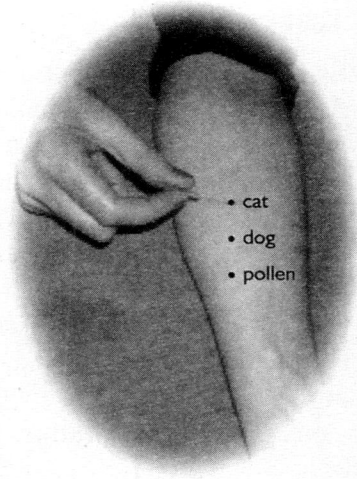

mentos que resultan positivos en esta prueba no tienen efecto sobre el individuo (29). Al parecer, este método funciona mejor cuando prueba factores externos, como polvo y pelo de animal, y para reacciones IgE.

Pruebas de parche

Es una técnica similar utilizada en hospitales. Se colocan cantidades pequeñas de la sustancia sospechosa dentro de recipientes individuales que son adheridos a la piel durante determinadas horas. El enrojecimiento de la piel en el área debajo del parche indica sensibilidad a esa sustancia. Al igual que la prueba de prick, las pruebas de parche son más adecuadas para probar agentes externos y son poco adecuadas para verificar alergias a los alimentos. Es común que los alimentos y otras sustancias identificados por el individuo como causantes de reacciones identificadas no provoquen reacción con esta prueba.

Test citotóxico

Es una prueba de laboratorio que, por medio de la centrifugación, separa los glóbulos blancos de la sangre del individuo, los cuales se colocan en un portaobjetos y se añaden los alimentos a probar. Un técnico del laboratorio registra los efectos sobre los glóbulos. Una gran desventaja es que esta prueba depende de la interpretación humana, en especial cuando es necesario monitorear varias muestras. Se introdujo al Reino Unido durante los años cincuenta y se afirmaba que tenía un 80% de exactitud. Actualmente está desprestigiada por su incapacidad de repetir los hallazgos de un laboratorio a otro, o incluso en el mismo laboratorio (30).

Prueba RAST

La prueba RAST (radioalergoabsorbencia) es otra prueba de alergia que utiliza sangre, está diseñada para detectar la presencia de anticuerpos IgE. Sin embargo, en el caso de los alimentos, la valoración de esta prueba es limitada, no debido a su inexactitud, sino a que sólo mide anticuerpos IgE, lo cual incluye una pequeña proporción de la hipersensibilidad a los alimentos (31).

Dieta de eliminación

Para mediados de la década de los sesenta, la existencia de alergia a los alimentos de lenta respuesta había comenzado a emerger y no se contaba con un método científico confiable para identificarlas. Como resultado se dio un gran interés en las pruebas de tipo "prueba y error," de las cuales, la más conocida es la dieta de eliminación, también conocida como "dieta de la edad de piedra."

Esta dieta requería que la persona sólo consumiera alimentos considerados especialmente inofensivos durante un periodo de una a dos semanas. Por ejemplo, una dieta era de cordero hervido y peras mientras que otra consistía en sólo verduras. Si los síntomas no cesaban después del periodo de prueba de 7-14 días se concluía que la enfermedad no estaba relacionada a alergias. Si se daba una mejoría se reincorporaban los alimentos, uno a la vez por día, y el paciente era observado durante toda la prueba por si los síntomas reaparecían.

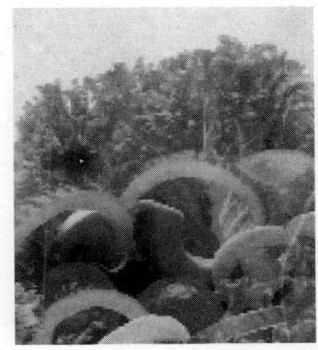

Aunque esta prueba es útil, tiene muchas limitaciones obvias y la mayor desventaja es el tiempo que tarda. Este periodo tan extenso produce una cantidad mayor de variables que cuestionan su practicidad y la exactitud de la prueba. También está el aburrimiento asociado a las restricciones de la dieta, lo cual pone a prueba el grado de compromiso del individuo y las dificultades asociadas a adecuar durante un periodo prolongado esta dieta tan restringida a un estilo de vida complicado.

A pesar que este método de prueba de alergia se ha considerado en teoría como el "patrón oro," en la mayoría de los casos es prácticamente imposible realizarlo de manera correcta (32). Debido a estas limitaciones, la gente no considera a esta prueba como un medio viable para identificar su alergia a la comida.

Prueba Vega

La máquina Vega (conocida en Estados Unidos como Dermatron) es un equipo electrónico muy sensible que se utiliza para medir la resistencia comparativa. Con una mano, el paciente sostiene un electrodo, el cual actúa como tierra. Un segundo electrodo, diseñado como sonda, se pone en contacto con uno de los puntos de acupuntura de la mano. Dentro de la máquina Vega está construido un amperímetro que cruza el circuito y así obtiene una lectura de la electricidad del meri-

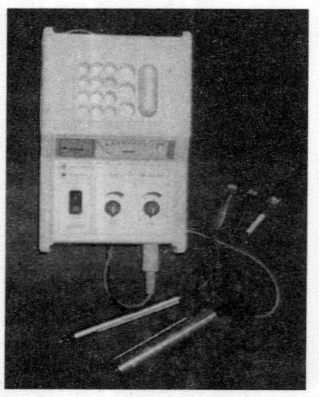

diano que fluye dentro del circuito. Una ampolleta homeopática especial se introduce al circuito y se interpreta el grado de alergia al medir el grado de distorsión registrado en el amperímetro.

En mi opinión es muy difícil utilizar esta máquina. Debido a que es extremadamente sensible, es casi imposible obtener lecturas constantes y su registro de reproducibilidad es muy pobre. Los resultados están sujetos a interpretación humana. Las lecturas finales son afectadas por otros factores como la dificultad para lograr el ángulo o presión correctos con la sonda, la fricción que crea y la intrusión de humedad resultado de la transpiración. Considero que estos factores hacen que la máquina Vega no sea confiable para el diagnóstico de alergia a los alimentos.

Prueba sanguínea de alergia para adelgazar

Algunas organizaciones usan pruebas sanguíneas de alergia para ayudar a la gente a bajar de peso. Algunas alergias se asocian a problemas de sobrepeso, pero no siempre es así. El resultado neto de algunas de estas pruebas para bajar de peso ha sido aconsejar a la gente a que evite infinidad de alimentos. Lo anterior es inútil pues, como se mencionó antes, la mayoría de las personas tiene relativamente pocas alergias primarias. Las mejores pruebas que existen hoy en día son capaces de señalar con exactitud dichas alergias primarias y, se puede afirmar que, casi el 95% de los beneficios asociados a evitar alimentos alérgicos se deriva de evitar los clasificados como disparadores principales. De nuevo, es difícil apegarse a una dieta estricta con tantos alimentos prohibidos y es común que la gente rompa la dieta prescrita después de poco tiempo.

En mi experiencia, la gente con problemas de sobrepeso genuinamente asociados a alergias sólo necesita descubrir sus dos o tres alimentos primarios para gozar de los beneficios.

Incluso las mejores pruebas tienen limitaciones

Aunque use la mejor prueba del mundo, la mejor diseñada y la más apegada a un programa de seguimiento de eliminación de alimentos, no todas las personas que presentan problemas de alergia son curadas. Esto se debe a que la mayoría de las alergias conllevan un fuerte componente emocional. En el 75% de los casos, la eliminación del alimento causante es suficiente para eliminar los síntomas. En el 25% restante, aunque los alérgenos sean identificados y eliminados de la dieta, los síntomas continúan pues el estrés excesivo sigue activando a las bacterias del intestino para que produzcan toxinas (33). Estas toxinas son venenosas y no necesitan que los alimentos alérgicos sin digerir actúen como catalizadores. Situaciones así requieren más de una prueba de alergia para resolver el problema. La gente afectada debe considerar todos los aspectos de su salud, incluyendo las medicinas que tome, y hacer un examen serio del estrés bajo el cual está viviendo.

Para obtener detalles de cómo tener acceso a la prueba IgG que se usa en mi clínica, contacta a:

The Fitzwilliam Acupuncture & Allergy Clinic
68 Fitzwilliam Square North,
Dublin 2,
Irlanda
Teléfono: 00 353 (0)1 661 6082
Correo electrónico: fitzwil@iol.ie

Para lectores fuera de Irlanda favor de entrar al siguiente sitio web donde encontrarán una lista de practicantes que podrán ayudarles:

www.martinhealy.com

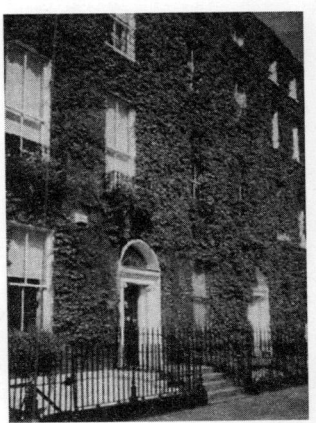

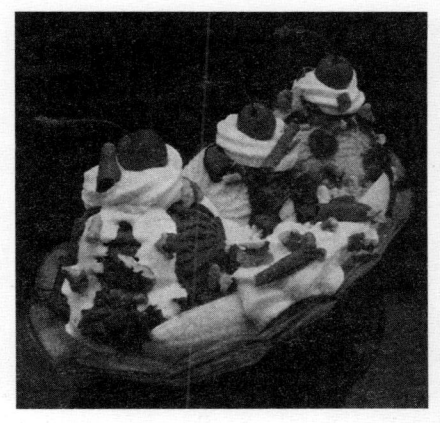

CAPÍTULO DIEZ

Productos lácteos

Uno de los grupos de alimentos que merece atención especial en el campo de la investigación de alergias es los lácteos. Los libros de alergias tienden a estar a favor o en contra de los productos lácteos. Yo creo que si puedes digerir la leche, quizá es uno de los alimentos más buenos y nutritivos que existen. Por otro lado, si consumes lácteos y tu cuerpo no los digiere, quizá son uno de los más tóxicos pues, incluso en cantidades pequeñas, desencadenan enfermedades serias en personas alérgicas.

¿Por qué la leche de vaca es el alimento que causa alergia más comúnmente?

De todos los alimentos quizá la leche de vaca sea la más completa; virtualmente contiene todo lo necesario para sustentar la vida. Durante los primeros meses de vida somos capaces de sobrevivir sólo con leche. Pero, debido a que es tan concentrada se requiere una digestión fuerte para descomponerla. En contraste, alimentos más simples como papas, zanahorias, arroz, etc., son más fáciles de digerir y es raro que ocasionen problemas.

Putrefacción y toxicidad

Cuando material vegetal mal digerido pasa por el tracto digestivo, se descompone y provoca algunos efectos secundarios desagradables. No obstante, cuando lácteos no digeridos de manera adecuada pasan por el sistema, se pudren rápidamente dentro del intestino. El proceso de putrefacción ocasiona muchos efectos secundarios tóxicos, los cuales dan lugar a las enfermedades asociadas a alergias a los lácteos.

Intolerancia a la lactosa

Por lo general se asume que la lactosa —las partículas de azúcar de la leche— es la causa principal de alergia a la leche. Si estas partículas no son digeridas de manera adecuada alimentan a las bacterias enemigas de los intestinos, lo cual conduce a fermentación, hinchazón, malestar general y quizá diarrea y estreñimiento.

Sin embargo, mi opinión es que la lactosa no es la parte más problemática de la leche. Cerca del 95% de las personas que padecen alergia a la leche pueden beber leche de cabra o leche descremada de vaca como alternativa a productos de leche entera de vaca y, por lo general, la mejoría es importante. No obstante, ambos tipos de leche contienen lactosa, de hecho, el total de lactosa encontrada en la leche descremada es más alto que el de la leche entera. Lo anterior implica que sólo el 5% de las personas es alérgico a la lactosa.

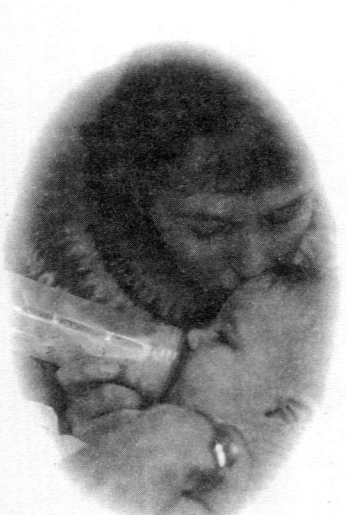

Yo opino que el problema de la leche es su contenido de grasa. La grasa de los lácteos sin digerir que llega al intestino interactúa con las bacterias enemigas y forman más toxinas que ocasionan reacciones a los productos lácteos.

El 5% de los alérgicos a la leche que tienen reacciones adversas a la lactosa, por lo general tiene reacciones típicas IgE inmediatas —hinchazón del labio, vómito o diarrea. En la mayoría de los casos, debido a que la reacción se presenta muy poco después de ingerir el alimento causante, la persona afectada está consciente de cuál es el disparador.

Calcio y osteoporosis

El acalorado debate provocado por la sugerencia de evitar lácteos se deriva del miedo de perder calcio del cuerpo y, como resultado, de desarrollar osteoporosis. Sin embargo, la realidad de la alergia a los alimentos es que el cuerpo no tolera o procesa cierto tipo de alimento. La alergia a los lácteos significa que no puedes procesar ese producto, lo cual a su vez significa que no puedes extraer el calcio de él. Muchas mujeres que padecen osteoporosis dependen de los lácteos, y en varios casos toman de más, para elevar sus niveles de calcio con la esperanza de prevenir la osteoporosis. Pero debido a que son alérgicas a los lácteos, no han extraído el calcio. Muchas mujeres que tienen un diagnóstico confirmado de osteoporosis, al hacerse una prueba, han comprobado que son alérgicas a los lácteos.

Un artículo en el *British Medical Journal*, en su edición de enero de 1986, aseguró que las investigaciones revelaron que algunas mujeres que padecen osteoporosis también mostraron altos niveles de intolerancia a los lácteos. El seguimiento obvio de dicho estudio era aconsejar a las mujeres que evaluaran su capacidad para digerir lácteos, en especial si existía

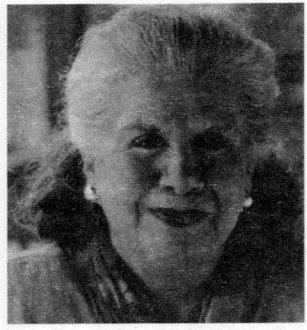

historial de osteoporosis o alergia a los alimentos en la familia. Si existía alguna duda en cuanto a la posibilidad de alergia a los lácteos debieron haberles dicho que éstos no deben ser su fuente principal de calcio. Lo anterior no se practica y la moda es prescribir terapia de reposición hormonal.

Alternativas a la leche de vaca

Para muchas personas, el problema alérgico se resuelve al cambiar de leche entera a leche descremada. Cuando un reporte de laboratorio indica que existe una reacción a la leche de vaca, se refiere a todos los productos lácteos:

- yogurt
- leche con chocolate
- helado
- queso
- crema
- mantequilla

Para reemplazar a la mantequilla se puede usar cualquier pasta de verduras para untar con cuidado de evitar las que contienen aceite hidrogenado. La leche de cabra y los productos de soya son otra opción.

Es importante señalar que el suero, la parte acuosa de la leche que se separa al hacer queso, contiene muchas proteínas y otros nutrientes de la leche y no contiene grasa. Gracias a lo anterior es raro que ocasione problemas para la gente sensible a los lácteos.

Leche de cabra

Mucha gente cree que la leche de cabra no es tan nutritiva como la de vaca. La realidad es que alguien alérgico a los lácteos obtiene más nutrientes al beber agua que al beber leche de vaca, a la cual es alérgico. Es importante subrayar que si eres alérgico a algo, además de que no te nutre, te hace sentir enfermo.

Debido a que la leche de cabra tiene un sabor más fuerte que la de vaca, algunas veces la gente la diluye y, a la larga, no es una buena costumbre. Al comenzar a dar leche de cabra a los niños, la gente la rebaja con un poco de agua durante los primeros días y gradualmente reduce el agua hasta dársela entera; como medida temporal está bien. He tratado muchos niños que no toleraban la leche de vaca y, como resultado, padecían constantes infecciones, tos y resfriados. Todos mejoraron al eliminar la leche de vaca y darles leche de cabra. Louise, una de mis sobrinas, sólo tomaba leche de cabra a causa de infecciones recurrentes de oído y ahora es una niña sana. Ya no padece alergias y ha vuelto a tomar leche de vaca.

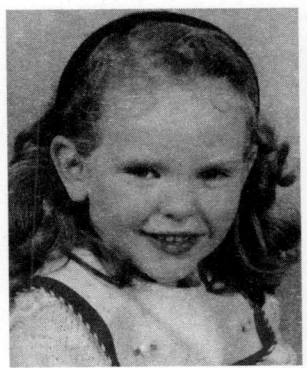

Leche de soya

La leche de soya es una opción para las personas alérgicas a la leche de vaca y de cabra. En ese caso es mejor usar leche de soya complementada con calcio puesto que la soya es muy procesada y por ello pierde parte de su contenido natural de calcio. Utiliza un producto sin azúcar añadida a la leche porque eso ocasiona problemas de caries dentales. Otra alternativa es la leche de arroz.

Yogurt

El yogurt es cada vez más reconocido por su valor terapéutico. Las bacterias amistosas que contiene le dan la ventaja terapéutica. Existen muchos productos que se anuncian como "Bio" yogurt, lo cual significa que se añadieron cultivos de yogurt en alguna etapa del proceso de elaboración. Sin embargo, si el yogurt es tratado con calor (pasteurizado) después de añadirle los cultivos, las bacterias mueren. Es mejor comprar un yogurt que garantice estar "vivo." Lo anterior hace que el fabricante sea responsable de asegurar que los cultivos están vivos cuando se compra el yogurt.

Cultivos terapéuticos recomendados

La bifidobacteria es el cultivo más útil para el ser humano. Entre otros cultivos de yogurt se encuentran:

- *Lactobacillus acidophilus,*
- *Bifidobacterium longum,*
- *Lactobacillus Bulgaricus,*
- *Streptococcus thermophilus.*

Para sacar el máximo provecho del yogurt es recomendable verificar de dónde viene y cómo se hace. Los siguientes son puntos a considerar:

- Todos los cultivos de yogurt requieren que se preste atención a los detalles de todos los aspectos de manufactura, transportación y almacenamiento. Debido a que son tan frágiles tienen un tiempo de vida muy corto fuera de su ambiente natural en los intestinos. Sólo los productos de la mejor calidad hechos por los mejores fabricantes y "garantizado vivo" son los de valor real. Los cultivos vendidos clandestinamente pueden estar caducos y, como consecuencia, ser de poco beneficio.

- Para verificar que una marca de yogurt contiene cultivos vivos mezcla unas cucharadas de yogurt con una taza de leche regular caliente, sin hervir. Déjalo reposar toda la noche en un lugar cálido. A la mañana siguiente, si el yogurt estaba vivo se habrá espesado.

- Estos cultivos sólo funcionan bien cuando el estrés, los antibióticos, los esteroides, los alimentos alérgenos y otros disparadores han sido atendidos. De no ser así y en poco tiempo, las bacterias enemigas del intestino son reactivadas y todo se revierte a como empezó.

- Si quieres estar seguro de que el yogurt está fresco y vivo prepara uno con leche descremada y una mezcla especial de cultivos. En lugar de comprar yogurt de sabor a frutas, en el que la fruta se procesa con químicos, compra yogurt natural con cultivos y añádele fruta fresca antes de consumirlo.

- No olvides que incluso el yogurt con cultivos de la mejor calidad no te hará bien si padeces de alergia seria a los lácteos, de hecho te hará sentir peor.

La importancia de los complementos de calcio

Es muy alto el contenido de calcio de las frutas y las verduras, incluso de la papa. Lo más importante es el hecho de que estos alimentos son "simples" —es decir, el sistema digestivo los procesa fácilmente. Esto significa que el cuerpo extrae el calcio de manera fácil y se absorbe en el sistema. Entre las frutas y verduras ricas en calcio se encuentra el ruibarbo, los higos, las frambuesas, verduras de hoja verde, frijoles y legumbres, así como semillas de ajonjolí y nueces.

Debido a que la gente que padece alergia a los alimentos está bajo una dieta estricta es esencial que se ayude con complementos adecuados. El calcio es un constituyente muy importante de huesos y dientes y los productos lácteos, cuando no se es alérgico a ellos, son de las mejores fuentes de calcio, de manera que recomiendo a las personas que padecen alergia a los lácteos tomen diariamente complementos de calcio.

Las vitaminas y los minerales existen en dos formas, inorgánicos (químicos) y orgánicos (en los alimentos). El proceso natural es convertir los minerales y vitaminas inorgánicos en su forma orgánica a través del crecimiento de plantas en la tierra. Los humanos consumimos esas plantas y obtenemos los minerales y vitaminas orgánicos. La mayoría de los complementos a la venta son inorgánicos y, como resultado, son menos apropiados para los tejidos humanos. Busca los complementos "Food State" fabricados por una compañía llamada "Nature's own."

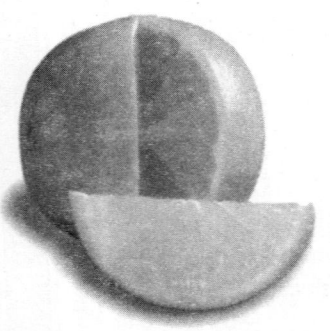

Dichos complementos son muy cercanos a fuentes de alimentos; por ejemplo, los complementos de vitamina C se encuentran en la pulpa de las naranjas, el betacaroteno se encuentra en el concentrado de zanahoria. Hay estudios que muestran que el cuerpo absorbe mucho mejor los complementos fabricados de esa manera.

Nota: Toma complementos de calcio junto con los alimentos y nunca con el estómago vacío.

Una advertencia para los vegetarianos

La gente que no consume carne obtiene las proteínas y nutrientes esenciales de los productos lácteos, de manera que se presentan los problemas cuando los vegetarianos son alérgicos a los lácteos. Opino que, en dichos casos, la tendencia vegetariana no es recomendable. La dieta se vuelve demasiado estricta y se vuelve real la posibilidad de desarrollar deficiencias nutricionales.

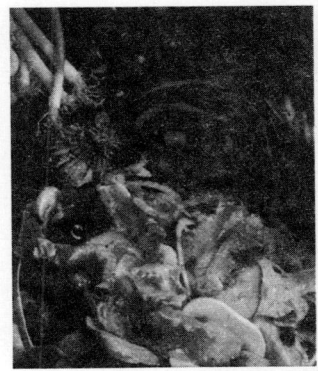

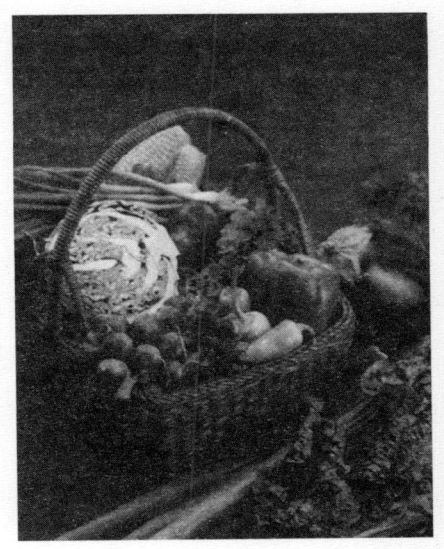

CAPÍTULO ONCE

17 perfiles de alimentos

17 alimentos claves enumerados
con sus beneficios nutricionales
y los riesgos de alergias
relacionados a cada uno

De todos los alimentos a los que tenemos acceso hoy en día, sólo uno pequeño está asociado a las alergias. Los alimentos que se consideran en este capítulo merecen mención especial. No olvides que todos los comentarios sobre los alimentos de esta sección se relacionan a alergias a alimentos de reacción lenta. La gente sensible a estos alimentos de respuesta retardada, o a aspectos de ellos, puede tolerarlos si se consumen con moderación. Este capítulo explica qué aspectos de dichos alimentos provocan reacciones y te sugiere alternativas.

Nada de esto se aplica a personas que padecen de alergias clásicas (de IgE) ya que tan sólo una cantidad pequeña puede ocasionar reacciones que ponen en peligro la vida. **Si padeces de reacciones alérgicas clásicas (IgE) no debes consumir jamás estos alimentos.**

Nutrientes en frutas y verduras

Antes de pasar de lleno a estos alimentos seleccionados por su asociación a alergias de respuesta lenta, vale la pena mencionar un artículo que apareció en la revista *Newsweek* (el 25 de abril de 1994) en el que se discute sobre la importancia de unos nutrientes recién descubiertos llamados fitoquímicos.

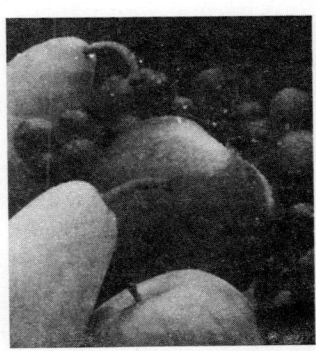

Sólo se encuentran dentro de los alimentos naturales, son unos compuestos que están clasificados entre los nutrientes más importantes descubiertos hasta ahora en los alimentos. Una rebanada de cualquier fruta o verdura contiene cientos de fitoquímicos diferentes que proporcionan protección específica a frutas y verduras, la cual obtenemos al comerlas.

En Estados Unidos, el *National Cancer Institute* ha destinado un presupuesto multimillonario a un proyecto para aislar a los fitoquímicos. Se dice que las compañías privadas los consideran como un éxito en el ámbito de la salud. Entre sus propiedades más interesantes está la aparente capacidad de bloquear la cadena de eventos que finalmente lleva al cáncer. Un consejero de salud del *Public Health Service* de Estados Unidos dijo: "Estos productos naturales pueden separar los tumores. Eliminan el proceso de proliferación del cáncer." (*Newsweek*, Abril 25, 1994).

Recientemente, los investigadores identificaron el potencial para prevenir el cáncer de uno de estos fitoquímicos, llamado sulforafano, que se encuentra en el brócoli, coliflor, cole de Bruselas, nabo y col rizada. Los investigadores del *John Hopkins Medical Institution* descubrieron que ofrece una poderosa protección contra el cáncer en animales. Los experimentos con células humanas mostraron que el sulforafano aumenta la síntesis de enzimas que destruyen al cáncer. Otra muy buena noticia es que ni las microondas ni la cocción destruyen al sulforafano. Se ha descubierto que el brócoli, a unas horas de llegar al estómago, comienza un proceso que literalmente quita al carcinógeno de la célula.

El cáncer es un proceso de varios pasos. Las células sufren muchos cambios antes de llegar al estado de malignidad. De acuerdo con el doctor John Potter, epidemiólogo de la Universidad de Minnesota, "en casi todos los pasos del camino que conduce al cáncer existen uno o más compuestos en verduras o frutas que detienen o revierten el proceso."

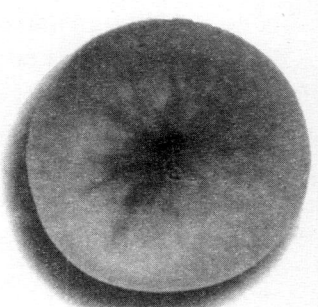

Las investigaciones sugieren que los jugos y extractos no son tan benéficos como la fruta o verdura entera en términos de protección fitoquímica. Mientras más consumas y mayor sea la variedad de fruta y verdura que incluyas en tu dieta, es mejor.

Los fitoquímicos descubiertos hasta ahora sólo son la punta del iceberg y su descubrimiento confirma la tendencia que sugiere que la comida natural y completa es la mejor. Por esta razón es que te conduzco al comedor de tu casa para localizar la razón de tus enfermedades. De igual forma, ahí es donde encontrarás la cura a ellas. Las pruebas de alergia especifican qué alimento debe evitarse después de consumir una selección de comidas que proporcionan a tu cuerpo la cantidad de nutrientes que necesita. Así podrás ayudar a tu cuerpo en el camino de regreso a la buena salud.

Cada uno de los alimentos mencionados en este capítulo es benéfico si puedes digerirlo y potencialmente venenoso si no puedes. Es importante recordar que si no puedes digerir algo de manera adecuada —incluso el alimento más nutritivo y natural —te hará daño.

Trigo

Gran parte de lo que se escucha de especialistas o se lee en revistas de salud no se aplica a personas que padecen de síntoma de intestino irritable. El consejo que dan ambas fuentes es comer mucha fibra en forma de salvado de trigo, cereales ricos en fibra y pan integral para ayudar a la condición. Aunque es un buen consejo para algunas personas, una parte importante de quienes sufren de este síntoma es alérgica al trigo. De acuerdo a mi experiencia con personas sensibles al trigo, el salvado —la fibra— es el que provoca la reacción.

Pan

Las personas sensibles al trigo no necesariamente deben dejar de comer pan. La experiencia me ha demostrado que los causantes de la reacción son los panes integrales ricos en fibra y, en el extremo opuesto, los panes frescos y pastosos. Está bien una ingesta moderada de pan ligero que se encuentre entre los dos anteriores. El pan light "para adelgazar" es una opción pero la desventaja es que lo hacen con trigo procesado y así pierde gran parte de su valor nutricional. Otra

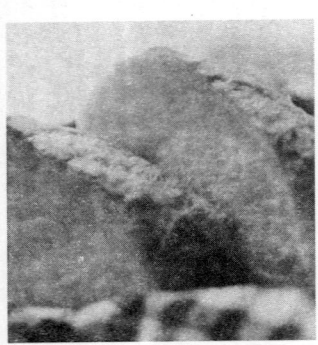

alternativa es el pan de centeno. El centeno forma una harina muy pesada y, por ello, el pan de 100% centeno puede ser difícil de tragar. La mayoría de los fabricantes utilizan la mitad de harina y la mitad de trigo para hacer pan de centeno. Prueba todas las variedades hasta que encuentres tu nivel de tolerancia.

Carbohidratos alternativos

Las personas sensibles al trigo deben incorporar otro cereal a su dieta para compensar la reducción del consumo de pan.

Deben aumentar la ingesta de cereales de avena, arroz o maíz; papas; arroz; y pasta de arroz o maíz. La pasta ordinaria preparada con trigo "pastoso" debe ser evitada y verificar el contenido de trigo de los cereales comerciales. Como sustituto de galletas y pasteles que contienen harina de trigo puedes consumir nueces, biscuits de avena, palomitas de maíz, papas y galletas similares.

Avena

La avena es la menos refinada de todos los cereales, dejan satisfecho y son fáciles de digerir. Contienen fibra, bajan el colesterol y ayudan a estabilizar los niveles de glucosa de la sangre. Tradicionalmente se dice que ayudan al sistema nervioso.

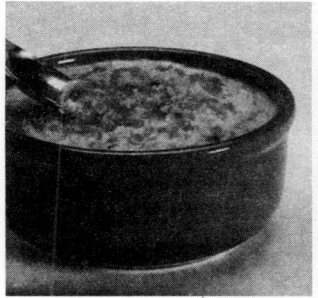

Arroz

El arroz es uno de los alimentos menos alergenos. El arroz integral es muy nutritivo y rico en fibra pero, la gente que padece de síndrome de intestino irritable debe evitarlo y comer arroz blanco. El arroz provoca un aumento más ligero en el azúcar de la sangre que las papas o el pan.

Levadura

Es un tipo de microorganismo vegetal que provoca la fermentación. Se utiliza para hornear pan y para fermentar alcohol.

La alergia a la levadura se encuentra en el centro del mecanismo que yace bajo la sensibilidad a los alimentos. Algunas personas tienen exceso de ciertas levaduras en su intestino y el consumo de más levadura —o de comida que alimente a las levaduras intestinales— ocasiona una sobrepoblación en el sistema y ello dispara reacciones alérgicas.

Si tus resultados del laboratorio indican una fuerte reacción positiva a la levadura debes evitar alimentos:

♦ Con alto contenido de levadura —como bebidas alcohólicas y pan,

♦ Que alimentan directamente a la levadura —como el azúcar.

Entre las bebidas alcohólicas con un fuerte contenido de levadura se encuentran la cerveza, cerveza clara, cerveza oscura y vino; éstas deben ser sustituidas por bebidas alcohólicas destiladas como whiskey, brandy, ginebra y vodka.

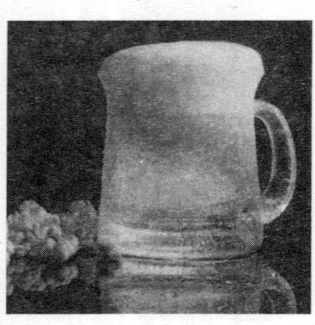

La levadura se usa para "levantar" la masa del pan. Sin embargo, muchos panes comerciales casi no contienen levadura pues ahora se bombea aire a presión a la masa para que se levante. La poca levadura que tiene la mayoría de los panes muere durante el proceso de horneado, así que la gente alérgica a la levadura puede comer pequeñas cantidades de pan comercial ligero. Cada persona debe descubrir su nivel de tolerancia.

Mucha gente que tiene reacciones adversas a la levadura consume pan integral sin levadura, como pan con polvo para hornear o de masa fermentada como alternativa. Sin embargo, lo anterior no es de gran ayuda porque la fibra de dichos panes alimenta a la levadura intestinal. Hay que recordar que la grasa de los lácteos también ayuda al crecimiento de la levadura intestinal. Las personas alérgicas a la levadura deben evitar consumir la grasa de los lácteos.

Aumenta la ingesta de frutas y verduras para compensar la pérdida de fibra ocasionada por la falta de pan integral.

Soya

Es el sustituto tradicional usado por la gente que padece alergia de respuesta lenta a los lácteos. Los vegetarianos la usan como el principal sustituto de carne. No obstante, en años recientes la soya provoca cada vez más reacciones alérgicas. Es uno de los alimentos que más ha sido sometido a ingeniería genética. Es difícil establecer si la cantidad cada vez mayor de reacciones alérgicas confirmadas a la soya es resultado de la ingeniería genética o de procedimientos de prueba más sensibles.

La ingeniería genética de plantas consiste en transferir genes de una planta a otra, o de un animal a una planta y viceversa. El gen en cuestión dota al huésped de características específicas. Un ejemplo de ello es el empalme de un gen de pescado a un jitomate para que éste dure más tiempo sin deteriorarse; pero es potencialmente peligroso para alguien alérgico al pescado. La persona alérgica podría enfermarse de gravedad si consume jitomates genéticamente modificados y no relacionaría la reacción a ellos. De hecho, la práctica de ingeniería genética está llena de peligro para alguien alérgico.

Los frijoles de soya, como harina o almidón, forman parte de los ingredientes en muchos alimentos, desde pan y pasteles horneados hasta aderezos para ensaladas y salsas. También son comunes el aceite de soya y otros productos derivados. La gente alérgica a la soya debe ser muy cautelosa.

Tradicionalmente, la soya ha sido considerada como buena fuente de calcio para quienes no toleran los productos lácteos. Sin embargo, debido a la ingeniería genética y al procesamiento, es difícil saber si todavía es una fuente confiable. Muchos fabricantes complementan con calcio sus productos de leche de soya. Una opción segura es utilizar productos de soya producidos orgánicamente.

Tofu

Este versátil alimento parece un trozo de queso. Se hace con soya cuajada con cloruro de calcio y es la fuente no láctea más rica en calcio.

Res

Quienes padecen alergia a los productos lácteos deben tener precaución con la carne de res. El contenido de grasa de los lácteos, el cual causa la reacción, también se encuentra en la carne.

Las mejores opciones son pescado, pollo, pavo y cortes magros de cordero. La mayor parte de la grasa del pollo y del pavo se encuentra en la piel, de manera que evita comerla.

Huevo

El huevo es un alimento rico en proteínas que se pudre en el intestino si no se digiere de manera adecuada. Casi nadie olvida el olor insoportable de un huevo podrido, y eso es exactamente lo que sucede si comes huevo y eres alérgico a él. Después de los productos lácteos considero que el huevo es el segundo alimento más tóxico para el cuerpo humano cuando se es alérgico.

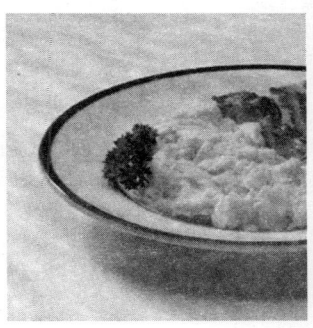

Las pruebas de alergia buenas logran distinguir entre reacciones de sensibilidad a la clara o a la yema. Las evidencias demuestran que la clara es más alérgena. Las personas que padecen alergia a la clara deben evitar alimentos como merengues, suflés y glaseado de pasteles, porque la contienen.

Para la gente alérgica a la yema, es un ingrediente de la mayonesa, crema para ensaladas y pasta.

Pasteles y galletas

Mientras que las personas que tienen reacciones alérgicas típicas al huevo no deben comerlo en ningún alimento, el sustituto comercial del huevo, usado por muchos fabricantes para hacer pasteles y galletas, no tiene el mismo potencial para desencadenar reacciones en personas con alergia de respuesta retardada a los huevos. Para muchas personas con este tipo de reacción alérgica a los huevos, no debe ser problema una ingesta baja o moderada de pasteles y galletas producidos comercialmente. Deben evitar los pasteles hechos en casa pues contienen dos o más huevos enteros.

Colesterol

Debido a la asociación entre el huevo y los niveles altos de colesterol es sensato, incluso para quienes no padecen alergia o sensibilidad al huevo, limitar su consumo a un máximo de tres por semana.

Precaución

Muchas vacunas son cultivadas en cultivos de huevo y pueden causar reacciones. Si sabes que tienes algún tipo de reacción alérgica al huevo debes decírselo al doctor, en especial antes de que te vacunen.

Pescado con alto contenido de aceite

Por varias razones se recomienda comer más pescado rico en aceite como salmón, macarela, arenque, trucha y sardina. Los aceites en estos pescados contienen grasas especiales llamadas ácidos grasos esenciales que se asocian a infinidad de beneficios de salud.

Los ácidos grasos esenciales se encuentran en las grasas poli no-saturadas y el cuerpo humano no puede producirlas por sí solo, de manera que es importante consumirlos. A diferencia de las grasas trans y las saturadas, asociadas a enfermedades cardiacas y circulatorias, las grasas poli no-saturadas son buenas para la salud.

El estudio de salud de las enfermeras

Un estudio muy respetado y reconocido llevado a cabo por una organización profesional de enfermeras, que siguió a más de 80,000 mujeres durante catorce años, descubrió que por cada aumento del cinco por ciento de grasa saturada se daba un aumento relacionado del diecisiete por ciento en el riesgo de enfermedad de las arterias coronarias. El estudio también mostró que el reemplazo de grasas saturadas e hidrogenadas con grasas poli no-saturadas y no hidrogenadas era más efectivo en la prevención de la enfermedad de las arterias coronarias que si sólo se reducía la cantidad total de ingesta de grasa saturada.

Mariscos

Los mariscos son casi tan nutritivos como el pescado con alto contenido de aceite —son ricos en ácidos grasos esenciales y yodo— pero también tienen un alto potencial para desencadenar alergias, en especial del tipo veloz violento IgE. Debido a que los mariscos por lo general provocan sólo la respuesta (IgE), la prueba IgG puede resultar negativa cuando quizá tengas un problema con los mariscos.

Nota: Lo que se aplica a los mariscos también se aplica a los cacahuates. Busca ayuda de un practicante competente si tienes dudas.

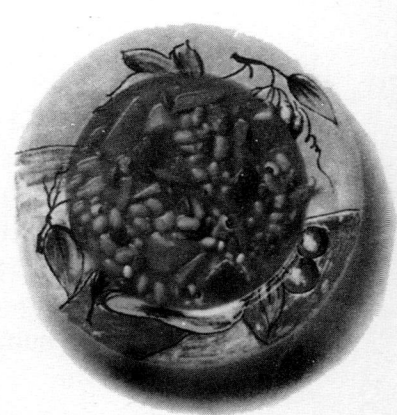

Frijoles y lentejas

Los frijoles secos y las lentejas (legumbres) son nutritivos y parte importante de cualquier dieta.

Son ricos en hierro y fibra, su alto contenido de potasio ayuda a regular la presión sanguínea y reducen de manera importante los niveles de colesterol en la sangre.

El potencial alérgeno de los frijoles y las lentejas es relativamente bajo aunque su tendencia a producir flatulencias puede ser un problema. Si se remojan durante la noche y se añade hierbas y especias como semillas de hinojo y eneldo se ayuda a reducir este efecto.

Papa

Las papas son un alimento muy recomendado pues rara vez disparan alergia de respuesta lenta. Son muy nutritivas, ricas en calcio y potasio además de ser una fuente de fibra. Es mejor consumirlas con cáscara, pues la mayoría de los nutrientes se encuentra debajo de ella, y usar pasta vegetal no hidrogenada para untar en lugar de mantequilla.

El camote contiene más nutrientes que la papa común. Al igual que la papa común, casi todos los nutrientes están debajo de la piel, de manera que no los peles antes de cocerlos y mejor ráspalos.

Cebolla

Todos los beneficios de salud que se atribuyen a la cebolla —que disminuye la presión sanguínea y los niveles de colesterol y que ayuda contra resfriados y tos— se asocian a las enzimas volátiles y fuerte olor que desprenden cuando son recién picadas, de manera que es mejor usar cebollas frescas al cocinar. Los productos comerciales de cebolla pierden gran parte de su vitalidad nutricional y potencial terapéutico.

Muchas personas sensibles a la cebolla dicen que sólo reaccionan a las cebollas crudas y que las que están bien cocidas no les ocasionan problemas. Al parecer, la cocción altera el elemento que causa la reacción.

Ajo

El ajo comparte con la cebolla una naturaleza fuerte y acre. Su potencial terapéutico es similar al de la cebolla en cuanto a que es útil para tratar infecciones, en especial del pecho, sangre y circulación en general. Tiene el doble del potencial terapéutico de la cebolla, lo que lo hace un agente terapéutico muy útil.

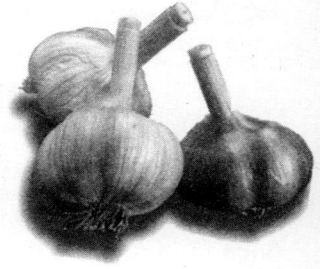

Muchas personas con infecciones de pecho y que no les gusta el sabor del ajo mejoran de manera importante al tomar grandes dosis de perlas de ajo.

Nota: En todos los casos de infección, y como medida extra de seguridad, es mejor buscar ayuda de un buen practicante.

Frutas cítricas

Todas las frutas cítricas proporcionan cantidades importantes de vitamina C y el hecho de que casi siempre se consumen crudas asegura que no se pierda la vitamina. Beber jugo comercial de naranja o toronja no es tan nutritivo como comer la fruta fresca y entera.

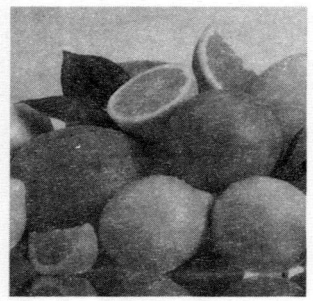

Si eres alérgico a los cítricos puedes comer otras frutas maduras; la mayoría de las frutas son un poco ácidas cuando no están maduras. No obstante, a medida que madura, los niveles del azúcar natural de la fruta (fructosa) eliminan a los niveles de ácido y los neutralizan rápidamente.

Miel

La miel es uno de los regalos más grandes de la naturaleza pues contiene las esencias de muchas plantas y flores. Es importante la capacidad de la miel para matar bacterias y por ello es muy útil para ayudar en condiciones como resfriados y tos e infecciones respiratorias y de los senos nasales.

Es particularmente rica en vitamina C, varias vitaminas B, aminoácidos, ácido cítrico, potasio, calcio, hierro, cobre, manganeso, fósforo y magnesio. Todo lo anterior ayuda al sistema inmunológico y le permite combatir infecciones. Además contiene inhibidores que neutralizan a las bacterias. Hay estudios que muestran que la miel es capaz de matar a la bacteria *helicobacter pylori*, asociada a úlceras estomacales.

Muchas personas que padecen de fiebre de heno o asma ocasionado por polen sienten alivio al usar miel de colmena o prensada en frío. Al parecer, el polen de la miel sin filtrar tiene un efecto insensibilizador en los enfermos. Para crear resistencia debes usar miel durante toda la temporada de polen, empezando un mes antes de que comience la temporada.

Casi toda la miel se trata con calor para ayudar a filtrarla, retrasar la solidificación y llenar los frascos más rápido, pero el calor reduce algunas de sus propiedades antibióticas. Incluso la mejor miel pierde algunas de sus cualidades cuando se usa para cocinar u hornear o cuando se refrigera.

No es aconsejable dar miel a los bebés de menos de un año porque se han dado casos de reacciones alérgicas, aunque es algo poco común. No debe olvidarse que la miel ocasiona deterioro dental a la misma velocidad que el azúcar.

Té y café

Durante años recientes se ha culpado al té y al café de muchos padecimientos comunes. El aspecto estimulante de la cafeína que ambos contienen ocasiona gran parte del problema, así que los fabricantes ahora hacen café y té descafeinados. Descafeinar el café y el té es un serio proceso químico que puede ser un problema. En mi experiencia, si una persona muestra una reacción alérgica positiva al té o café, no le servirá de nada tomarlos descafeinados.

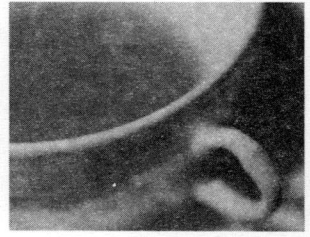

El potencial estimulante del café es muy fuerte y es sensato mantener un consumo mínimo —un máximo de tres tazas al día para personas que no son alérgicas a él. La cafeína tiene un efecto que altera al sistema nervioso. Los cafés instantáneos son menos perjudiciales que los preparados en cafetera eléctrica, en especial cuando se mezclan con leche.

El té también es un estimulante medio. Es raro que salga positivo en las pruebas de alergias y es bueno para casi todas las personas, sin embargo es mejor no tomarlo muy fuerte. El té contiene antioxidantes que ayudan al sistema inmunológico a luchar contra el envenenamiento y a colaborar en la descomposición de grasas después de comer.

Los tés de hierbas son otra opción "saludable," en especial la manzanilla pues tiene un suave efecto relajante sobre el sistema.

Cola

La cola es otro estimulante rico en cafeína y uno de los ingredientes principales de los refrescos de cola. Su contenido de cafeína representa un problema para quien padece alergia. También se le da uso terapéutico en jarabes para la tos, para abrir los tubos bronquiales.

Además de quienes tienen una reacción alérgica positiva a la cola, las embarazadas, quienes padecen de insomnio, presión sanguínea alta crónica, colesterol alto, enfermedad coronaria y quienes tienen historial de ataques de apoplejía deben evitar las bebidas de cola y otros alimentos y bebidas ricos en cafeína.

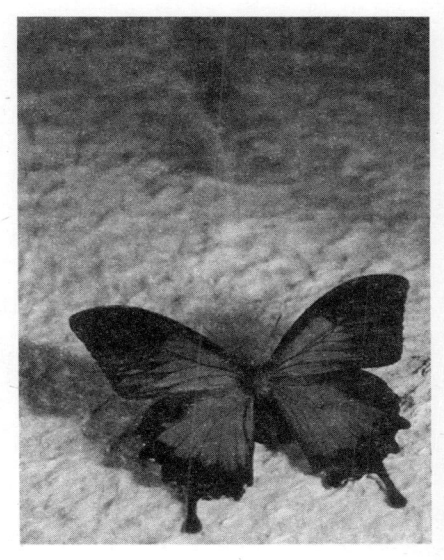

CAPÍTULO DOCE

Acupuntura de los Cinco Elementos

Un pequeño porcentaje de personas no mejora de manera significativa, incluso después de encontrar y evitar sus alergenos. De los que sí mejoran, algunos se interesan por investigar un tratamiento que les ayudará aún más con sus tendencias alérgicas y a crear resistencia contra futuras alergias. Creo que la Acupuntura de los Cinco Elementos se ajusta de manera ideal para ayudar a ambos grupos de personas a gozar de buena salud otra vez. Lo anterior se debe a que se enfoca en ayudar a la gente a enfrentarse mejor al estrés de su vida. Existen muchos estilos de acupuntura y cada una tiene su propio énfasis. En mi opinión, la Acupuntura de los Cinco Elementos es la más efectiva para tratar problemas relacionados con alergias. También actúa de manera rápida pues, en la mayoría de los casos, se logran resultados importantes dentro de tres o cuatro sesiones.

Algunos datos acerca de la historia de la acupuntura

En China se ha practicado la acupuntura desde hace 2,000 años por lo menos. La práctica llegó a otros países de Oriente y, a medida que sucedía, comenzaron a emerger interpretaciones y estilos individuales de aplicación.

Con el apoyo de las autoridades comunistas después de 1948 se instituyó un nuevo desarrollo en la medicina china tradicional; se conoce con el nombre de Medicina China Tradicional. Este desarrollo moderno de la acupuntura ha sido fuertemente influido por el pensamiento médico occidental. Al igual que la medicina occidental, la Medicina China Tradicional se enfoca más sobre los causantes externos de las enfermedades. En particular enfatiza sobre el efecto de los factores climatológicos como la humedad, el viento y el frío. La Medicina China Tradicional se enfoca más en factores de inarmonía dentro del cuerpo físico y el diagnóstico se hace al observar la manera en que los aspectos de dicha inarmonía se manifiestan como enfermedad. Ahora se practica en gran parte de China y en el resto del mundo y, aunque está basada en tradiciones antiguas, es creación de la segunda mitad del siglo veinte (34).

En contraste, la Acupuntura de los Cinco Elementos se enfoca más en los factores emocionales causantes de la enfermedad. El *Nei Jing*, un libro escrito hace 2,000 años y considerado como la biblia de la medicina oriental tradicional, hace énfasis sobre esta asociación. Escrito como una serie de diálogos entre el Emperador Amarillo y su médico de la corte, Qi Bo, el *Nei Jing* enfatiza la conexión entre la enfermedad y el estrés y problemas de la gente. Por ejemplo, el Emperador Amarillo pregunta a su doctor:

En tiempos antiguos, las enfermedades se curaban por medio de la oración... y hoy día, los doctores tratan a las enfermedades con hierbas... y acupuntura... y algunas veces se cura la enfermedad y otras no. ¿Por qué? Qi Bo contestó: La gente antigua vivía... sin cargas internas de deseos y envidias ni cargas externas de buscar fama y provecho, era una vida de tranquilidad que la hacía inmune a la profunda intrusión de energías peligrosas... Hoy en día... se preocupa demasiado, trabaja arduamente, no sigue las estaciones... ha bajado sus estándares morales y el resul-

tado es que está bajo los frecuentes ataques de energías malignas... y cuando el espíritu del paciente no es positivo, y cuando su voluntad y sus sentimientos no son estables, la enfermedad no puede corregirse".

El *Nei Jing* contiene muchos ejemplos que testifican sobre la especial atención que los antiguos practicantes daban a la vida emocional de sus pacientes.

Acupuntura de los Cinco Elementos

El profesor J.R. Worsley (ver Apéndice 1) hizo más que nadie por traer este estilo particular a Occidente.

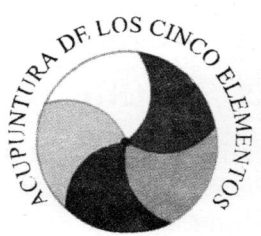

Principios básicos de la acupuntura

Tradicionalmente, la acupuntura ha sido explicada en términos de un sistema de energía. Se propuso que la energía circula dentro del cuerpo a través de una serie de canales llamados meridianos y controla el funcionamiento de todos los órganos y sistemas del cuerpo. Se dice que la enfermedad aparece como resultado del bloqueo u otro trastorno de estos canales. La medicina occidental considera que dichos canales están conectados o asociados al sistema nervioso.

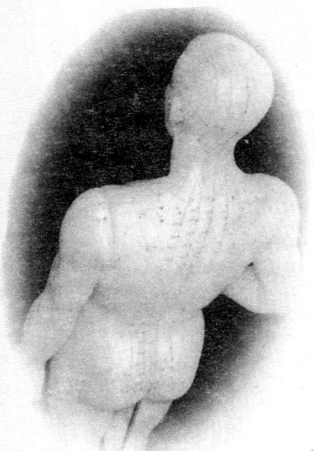

La acupuntura se explica en términos de c'hi, yin, yang y los cinco elementos, y refleja el idioma y los sistemas de creencias de sus orígenes. Mi punto de vista es que la interpretación literal de este idioma, y su uso en la práctica de la acupuntura actual, crea confusión y lo mejor sería adaptarlo al idioma de nuestro tiempo.

La conexión entre la acupuntura y el sistema inmunológico

La traducción más directa que puedo ofrecer para el concepto de un sistema de energía dentro del cuerpo es que está íntimamente asociado con el sistema nervioso autónomo. Se sabe que este aspecto del sistema nervioso ejerce una fuerte influencia sobre el sistema inmunológico. Los practicantes de acupuntura dicen que pueden influir sobre el sistema inmunológico a través de la manipulación de estas líneas de energía del sistema autónomo.

A principios del siglo veinte se encontraba una concepción similar en la medicina occidental en cuanto a que asumía que los impulsos eléctricos del sistema nervioso eran responsables de todo el funcionamiento fisiológico. Entonces se descubrió una sustancia en el cuerpo que estimula al páncreas para que produzca enzimas digestivas. Esta nueva sustancia fue clasificada como hormona, y fue la primera de muchas que se encontrarían. Las hormonas son mensajeros químicos que desencadenan una respuesta específica en los órganos y sistemas del cuerpo. El efecto que producen sobre un órgano o sistema del cuerpo es parecido a una llave de carro que se introduce al arranque y enciende el motor.

Recientemente, la doctora Candice Pert, quien ha trabajado durante muchos años como científica investigadora en el *National Institute of Health* de Estados Unidos, la institución de salud líder de ese país, descubrió un nuevo grupo de hormonas. Su libro *Molecules of Emotion* (35) describe la manera en que la parte emocional del cerebro es un depósito de muchas de estas hormonas. El cerebro las envía a que se comuniquen con los órganos y sistemas del cuerpo. Aunadas a los reflejos de los nervios autónomos, estos mensajeros hormonales son la fuerza motora principal que está detrás del cuerpo entero.

Creo que el sistema que los antiguos practicantes chinos llamaban canales de energía es el enlace común entre estos reflejos de los nervios autónomos y el sistema de hormonas mensajeras. Baso esta creencia sobre el concepto de que los órganos y sistemas afectados de manera directa por dichas hormonas y reflejos nerviosos son los mismos órganos y sistemas afectados por la acupuntura. Creo que con el uso de la acupuntura podemos ajustar y devolver el equilibrio a los efectos combinados de ambos sistemas.

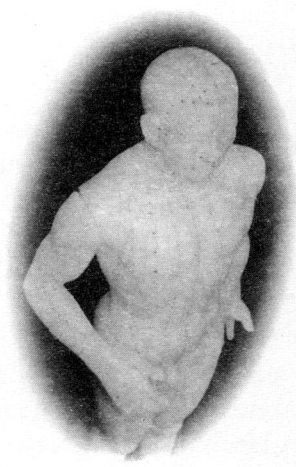

En la investigación de Pert, la ciencia describe por primera vez la interconexión entre la mente y el cuerpo y explica la manera en que las hormonas disparadas emocionalmente y el sistema nervioso autónomo afectan el funcionamiento del cuerpo. Lo anterior contrasta contra el modelo predominante de la medicina occidental enfocado en el desarrollo del conocimiento del especialista de cada sistema del cuerpo, más que considerar la forma en que el sistema entero funciona como una unidad integrada. Puede decirse que concentrarse en un sistema específico del cuerpo y darle tratamiento de manera aislada del organismo completo es un error y puede conducir a un diagnóstico inadecuado y tratamientos inapropiados.

Un ejemplo primordial de ello sucede cuando una persona es afectada de manera negativa por el estrés y la ansiedad producto de problemas emocionales; esto ocasiona la liberación de altos niveles de la hormona adrenalina, lo cual hace que el corazón se acelere y aumente la presión sanguínea. Estos pacientes son remitidos al cardiólogo, quien se enfoca en la condición del corazón y los vasos sanguíneos. Con el uso de fuertes medicamentos, el cardiólogo logra controlar la presión sanguínea y el ritmo cardiaco, pero la ansiedad del paciente no cesa y se pasa por alto la verdadera causa de la enfermedad.

Creo que muchas de las condiciones que la gente sufre no son enfermedades per se y, como en el ejemplo anterior, son el resultado final de una serie de problemas que perturban a la persona. Toda una cadena de eventos se pone en movimiento y termina por manifestarse en el cuerpo físico como enfermedad o malestar. Por eso es que, en muchas condiciones, los medicamentos sólo frenan el problema y no lo curan. Cuando la persona deja de tomar el medicamento regresa la condición. Quizá es un resumen aterrador de mucho de lo que trata la medicina occidental, pero es una realidad a la que debemos hacer frente.

Consultando a un practicante de acupuntura

Existen doce caminos que conforman todo el circuito de energía del cuerpo. La energía pasa de un camino a otro por medio de una serie de puertas conocidas como puntos de "entrada-salida," de la misma manera en que las puertas de un canal controlan el flujo de agua. La gente que padece de alergias tiende a desarrollar grandes bloqueos en dichas puertas. Gran parte del trabajo inicial implica el uso de agujas en estos puntos específicos para eliminar el bloqueo. Esto permite que la energía vital fluya hacia áreas del cuerpo áridas y agotadas. Cualquier tratamiento que no desbloquee estos puntos no beneficia al paciente.

Quizá el avance más importante asociado a la acupuntura antigua es el descubrimiento de un método para interpretar la manera en que fluye todo el circuito. El método usado es el diagnóstico de pulso. Se distinguen doce fenómenos de pulso, seis en cada muñeca, palpados en la arteria radial. Cada posición refleja el estado de carga dentro de cada uno de los doce caminos principales de energía, lo cual permite que el practicante tenga una visión general del estado de carga. Se requieren varios años para aprender a realizar el diagnóstico de pulso y una continua práctica.

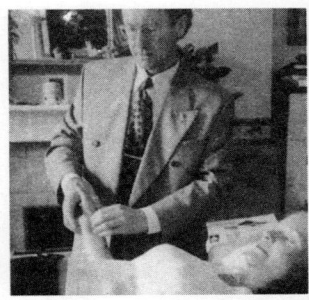

Es el componente primordial de este estilo de tratamiento porque la selección de puntos y el tratamiento subsiguiente se basan en estas lecturas.

Otro aspecto muy importante del diagnóstico de la Acupuntura de los Cinco Elementos es identificar la emoción más afectada y después tratar el camino meridiano correspondiente para tranquilizar a esa emoción. La manera en que se hace está más allá del alcance de este libro. Si estás interesado consulta la bibliografía.

Los puntos de acupuntura

Como se describió antes, los puntos de acupuntura son como las puertas de un canal en el sentido de que controlan el flujo de la energía nerviosa y de hormonas mensajeras en el cuerpo. Los puntos son clasificados de acuerdo a la cantidad de control que ejercen sobre dicho flujo. Además de puntos de "entrada-salida", también hay "puntos de comando," los cuales se localizan entre el codo y la mano y entre la rodilla y el pie y son de vital importancia en el tratamiento de problemas relacionados a alergias. Se llaman puntos de comando porque ejercen la mayor parte del control sobre el sistema de caminos de energía entero. Cuando una persona recibe tratamiento por alergias, estas áreas del cuerpo son sobre las que se trabaja con más frecuencia.

La técnica que usa el practicante determina si el flujo del meridiano debe ser incrementado o disminuido. En términos generales, dejar la aguja en el punto durante un tiempo tiende a sedar o frenar el flujo, e insertar la aguja para estimular el punto y retirarla de inmediato tiende a tonificar o aumentar el flujo.

Los puntos pasan muy cerca de la superficie de la piel y por ello se requiere una penetración poco profunda. Todas las agujas de acupuntura se usan una sola vez y se desechan, están hechas de acero inoxidable de alta calidad y en muchos casos son tan finas como un cabello de la cabeza. Debido a que son tan finas se requiere mucha habilidad para insertarlas. Todo esto significa que el procedimiento es prácticamente indoloro, sólo genera una sensación de insensibilidad media o de cosquilleo.

La duración del tratamiento

Por lo general, los practicantes de Acupuntura de los Cinco Elementos destinan entre cuarenta y cinco minutos y una hora para cada sesión del tratamiento.

Si el tratamiento de acupuntura va a funcionar, el paciente debe sentir una mejoría importante dentro de las tres o cuatro primeras sesiones. Obviamente, mientras más crónica es la condición es más difícil curarla. Lo más común es que, si no hay mejoría para la cuarta sesión, la persona debe suspender el tratamiento.

Para los pacientes que sí están respondiendo, el procedimiento normal es comenzar a espaciar las sesiones una vez que se establece una mejoría importante. Cada practicante tiene su manera de trabajar, pero comúnmente el tratamiento se extiende de sesiones quincenales a mensuales y después trimestrales. A partir de entonces, las sesiones futuras dependen del progreso del paciente y de cómo se mantiene la mejoría en general.

Algunas compañías de seguros médicos ofrecen cobertura para acupuntura y otras formas de medicina complementaria. Pregunta a tu asegurador.

Obstáculos para el progreso del tratamiento

En mi opinión, las alergias severas a los alimentos son uno de los bloqueos más importantes para que progrese el tratamiento de acupuntura y, aún así, casi no se les reconoce. ¿Cuál es la razón?

El objetivo de la acupuntura es restaurar y devolver el equilibrio al circuito de energía del cuerpo por medio de la estimulación de aspectos específicos de los caminos meridianos. Sin embargo, para que el cuerpo responda a la estimulación energética de la acupuntura, primero debe ser capaz de reaccionar. Si, por cualquier razón, su capacidad reactiva es disminuida, se ve severamente afectada la capacidad para tener mejorías significativas. Es como si la fuente de ese poder sanador que existe dentro del cuerpo no pudiera ser contactado.

Además de enfermedades severas o terminales, las cuales literalmente abruman al sistema, hay tres razones principales para que se dé una respuesta pobre:

- terapia de medicamentos inhibidores (en especial esteroides)
- estrés severo durante un periodo prolongado
- alergia a los alimentos

Los efectos inhibidores de los esteroides están bien documentados y entendidos dentro de la medicina ortodoxa y de la complementaria. Es común que se usen para condiciones relacionadas a alergias para bloquear la reacción inflamatoria asociada. Sin embargo, este proceso es parte de la respuesta de defensa del sistema inmunológico. Los esteroides tienen un efecto inhibidor del sistema inmunológico. Desde el punto de vista del tratamiento de acupuntura, en el cual el objetivo se dirige al apoyo y estimulación de dicho sistema, las terapias inhibidoras son un contrasentido pues en la mayoría de los casos nulifican el tratamiento.

He notado que las alergias fuertes tienen un efecto inhibidor similar sobre el sistema inmunológico. Muchos pacientes que padecen alergias severas no responden al tratamiento de acupuntura.

La primera vez que lo noté fue a mediados de los ochenta, cuando me introduje al potencial curativo de las pruebas de alergias. En ese entonces tenía un grupo de pacientes que no progresaba con los tratamientos de acupuntura. Me di cuenta que ese grupo estaba compuesto principalmente por personas que padecían condiciones que al parecer tenían un fuerte componente alérgico, no estaba probado. Decidí probar a estas personas y darles tratamiento para alergias y observé su progreso.

Entre la primera y la tercera semana de llevar una dieta para alergia, la mayoría comenzó a mejorar. Entonces retomé los tratamientos de acupuntura de los pacientes y observé su progreso.

Un factor común de los pacientes durante el tratamiento de acupuntura previo a la prueba de alergia y las posteriores modificaciones a su dieta fue una menor capacidad para percibir las sensaciones producidas por las agujas. En casos normales, cuando la aguja entra en contacto con el punto de acupuntura provoca una sensación que los pacientes describen como pesadez, insensibilidad o cosquilleo. Los practicantes se refieren a dicha sensación como "dai chi," que significa "la sensación especial que se siente cuado la energía llega a la aguja." Es necesario experimentarla para entenderla del todo. En mi experiencia, a menos que el practicante logre evocar dicha sensación en el paciente, es muy probable que la acupuntura no brinde un beneficio.

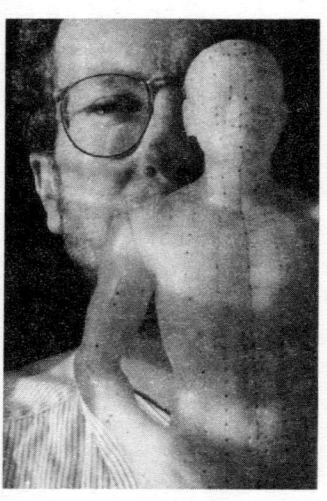

Cuando comencé a tratar con acupuntura a este grupo noté que se me dificultaba sentir que había hecho contacto con sus puntos de acupuntura; ellos experimentaban muy poco dai chi. Sin embargo, una vez que eliminé los alérgenos de su dieta comenzaron a experimentar la sensación de la aguja clara y fuertemente, también empezaron a mostrar mejorías importantes. Entonces me di cuenta que los alimentos alérgenos tienen un efecto inhibidor sobre el sistema inmunológico.

Fotografías cortesía de Frank Miller, de The Irish Times

Registros energéticos

Los avances de la tecnología médica nos permiten llevar registros de gran parte de la actividad eléctrica que ocurre dentro del cuerpo. Por ejemplo, un electroencefalograma registra la actividad eléctrica del cerebro. El circuito meridiano es similar al electroencefalograma en cuanto a que también transmite una corriente eléctrica minuciosa. Esta carga se registra en un instrumento conocido como electrograma segmentario que, al igual que la máquina de electroencefalograma, da un registro impreso.

El electrograma segmentario nos permite ver el efecto inhibidor de los esteroides. Normalmente, después de la estimulación de la acupuntura se ensanchan las desviaciones del registro, lo cual indica el nivel de estimulación que absorbieron los caminos de energía. Los registros ilustrados en los diagramas 1 y 2 son tomados de pacientes que toman esteroides y que recién recibieron estimulación de acupuntura. Cada gráfica muestra una línea prácticamente recta. Los pacientes que padecen alergias severas y que no experimentan la sensación dai chi producen registros con líneas rectas después del tratamiento de acupuntura. No sucede lo mismo en el diagrama 3, el cual muestra el efecto de la acupuntura en alguien que no está en tratamiento de esteroides y que no consume alimentos a los que es alérgico.

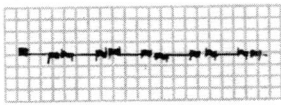

Diagrama 1

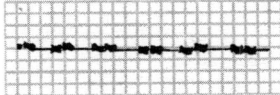

Diagrama 2

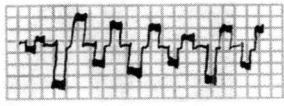

Diagrama 3

Estoy convencido de que muchas personas que padecen de alergias severas terminan con el sistema inmunológico reprimido. Su reacción a las terapias de estimulación de energía, como la acupuntura, es exactamente igual a que si estuvieran tomando medicamentos inmuno-inhibidores.

Ya que el objetivo del tratamiento de acupuntura es recargar y devolver el equilibrio al sistema enérgico-hormonal, las alergias dificultan que la terapia tenga el efecto deseado.

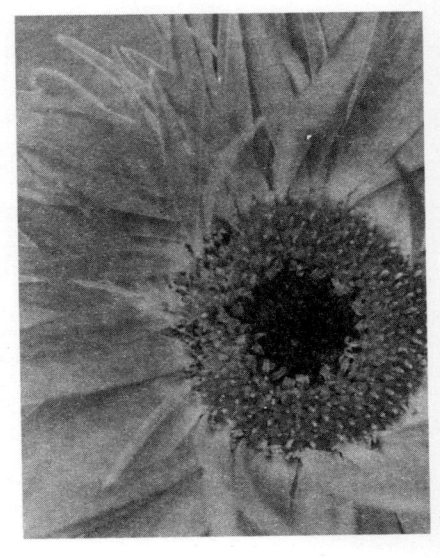

CAPÍTULO TRECE

Hacia una buena salud

Este libro se escribió para ayudar a la gente a que vuelva a tener buena salud con el uso de las pruebas de alergias y la Acupuntura de los Cinco Elementos. No obstante existen épocas adecuadas e inadecuadas para utilizar dichos sistemas.

Creo que muchas de las cientos de personas que visitan el consultorio del doctor obtendrían mayores beneficios por medio de los tratamientos mencionados en este libro. Sin embargo, siempre existen casos de enfermedades agudas y muy serias —neumonía, tuberculosis, cáncer y demás— para las cuales la tecnología de los hospitales es esencial para diagnóstico y tratamiento. Dichos casos requieren atención inmediata y el consultorio del doctor y el hospital son los lugares adecuados para buscar ayuda.

Cualquier persona que desarrolle una condición aguda primero debe visitar al doctor o ir al hospital en busca del diagnóstico correcto, lo cual es especialmente importante si se trata de un bebé o un niño quien está enfermo. Entonces, con la tranquilidad de que la condición no pone en peligro la vida del paciente, tendrá tiempo para considerar las opciones.

No obstante, este libro se enfoca en el tratamiento de condiciones crónicas, no agudas. En estos casos, una vez que se hace el diagnóstico y se consideran las opciones del tratamiento, la persona puede decidir no optar de manera inmediata por el tratamiento ortodoxo.

Al mismo tiempo es útil y recomendable para la gente que decida seguir un tratamiento alternativo mantenerse en contacto con su doctor y con el hospital. El doctor, siempre interesado y preocupado por tu salud, se alegrará al saber de tu avance y te ofrecerá ayuda o consejo, en especial en cuanto a asuntos relacionados a los medicamentos. Siempre es útil contar con una segunda opinión de alguien que te conoce y sabe de tu historial médico.

Medicina oriental contra medicina occidental

Existe una diferencia fundamental entre el punto de vista de la medicina oriental y el de la occidental. La medicina occidental considera que la mayoría de las enfermedades es causada por factores externos como bacterias y virus y el tratamiento implica el uso de medicinas como antibióticos y esteroides para exterminar dichos agentes.

La medicina oriental reconoce estos factores externos pero cree en que sólo ocasionan un problema cuando la resistencia de la persona es débil. Se hace énfasis en descubrir qué debilitó esa resistencia y entonces aplicar un tratamiento enfocado a reconstruirla y fortalecerla. Debido a la naturaleza holística de la medicina oriental es que sus tratamientos pueden tardar un poco para surtir efecto. Son menos apropiados cuando se trata de condiciones agudas, las cuales potencialmente ponen la vida en peligro.

Luis Pasteur

En su libro *The Diseases of Civilisation* (36), Brian Inglis señala que la "teoría microbiana," propuesta por Luis Pasteur, está incompleta. Los observadores del tiempo de Pasteur notaron que los gérmenes crecen mejor cuando el huésped está acomodándose. En su lecho de muerte, según un amigo que estaba con él, Pasteur admitió que cometió errores de juicio y dijo: "El microbio es nada, el terreno lo es todo."

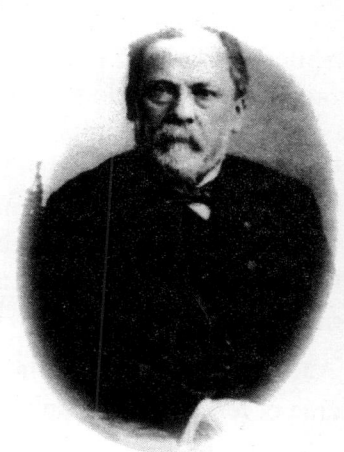

La teoría sobre la cual se escribieron millones de prescripciones de antibióticos en todo el mundo era una teoría incompleta. Para el tiempo en que murió Pasteur, la industria farmacéutica era enorme y obtenía grandes fortunas a partir de la venta de antibióticos y otros medicamentos desarrollados como resultado de esta teoría microbiana.

El terreno lo es todo

No es que la teoría microbiana esté mal, simplemente se le ha atribuido demasiada importancia. Si te da neumonía, es probable que te mueras si no tomas antibióticos. Sin embargo, la preocupación en cuanto a la teoría microbiana es que se ha considerado a los microbios como la causa principal de todas las enfermedades. Lo anterior ha conducido al uso excesivo de antibióticos, lo cual provoca que el sistema inmunológico se debilite y hace que cada vez sea más vulnerable a futuros ataques bacterianos y virales. El resultado es que se prescriben más antibióticos y en poco tiempo, la persona se ve envuelta en una espiral de infecciones recurrentes.

La preocupación por los gérmenes y los virus ha cegado a la medicina occidental y no toma en cuenta el panorama subyacente relacionado a la inmunidad y la constitución del individuo. Cuando llegan las epidemias virales de invierno, algunas personas son afectadas y otras, que viven y trabajan en el mismo medio ambiente, no lo son. Si los gérmenes y los virus fueran los únicos causantes de estas condiciones, toda la gente que comparte el mismo medio sería afectada en la misma manera.

Entonces llegamos a la pregunta medular: ¿Qué es lo que crea el terreno que incuba a las bacterias y a los virus?

La respuesta comienza con el estrés y las preocupaciones resultado de los problemas y situaciones de la vida que llevamos. El estrés y las preocupaciones se traducen en mala digestión, lo cual, a su vez, conduce a alimentos sin digerir que se fermentan y se pudren en los intestinos. Los venenos resultantes llegan al torrente sanguíneo y viajan a lo largo de todo el cuerpo, envenenando órganos genéticamente vulnerables. Una persona en cuya familia hay un largo historial de tuberculosis o bronquitis quizá heredó una debilidad genética en los pulmones y, de ser así, las toxinas se congregan ahí. Es probable que una persona con historial familiar de artritis padezca de debilidad en las articulaciones y las toxinas hacen de ellas un punto de ataque. Este envenenamiento del cuerpo hace que se liberen anticuerpos, los cuales disparan reacciones inflamatorias en el sitio. En cada caso, la persona termina con un cuerpo tóxico, irritado por reacciones inflamatorias causadas por anticuerpos y agotado debido a la preocupación y el estrés. Este es el terreno, la tierra en la que felizmente se reproducen las bacterias y los virus.

Notas finales

Si queremos establecer el mejor sistema para el cuidado de la salud, la gente debe comenzar a cuestionar todo aspecto de las inconsistencias obvias del sistema actual. Siempre existe una alternativa y una segunda opinión. Es imperativo que las personas se informen para que cuestionen las doctrinas de las profesiones médicas complementarias y ortodoxas.

No es imposible ordenar tu salud y tampoco tiene que costarte una fortuna. Si padeces de una condición relacionada a alergias descubre cuáles son. La mayoría de la gente tiene relativamente pocas alergias primarias y detectarlas y evitarlas, por lo general, es suficiente para provocar una importante mejoría de salud.

El tratamiento adicional que uso para ayudar a los alérgicos se dirige a ayudar y fortalecer al sistema nervioso. La Acupuntura de los Cinco Elementos tiene como objetivo liberar bloqueos emocionales del sistema nervioso. También cuenta con el potencial para fortalecer al sistema nervioso y así permita que resista mejor al estrés emocional futuro. Como resultado del tratamiento, la gente se siente más fuerte en el aspecto emocional, son reanimados y en general pueden manejar mejor las situaciones de la vida. A medida que las cargas de la vida son eliminadas, el sistema inmunológico deja de producir reacciones alérgicas. La única razón por la cual producía esas reacciones era para que la persona se diera cuenta de la intranquilidad del cuerpo.

Muchos de los tratamientos promovidos por la comunidad científica están principalmente diseñados para suprimir las reacciones del sistema inmunológico. De esta manera, el cuerpo no recibe la oportunidad de liberarse en el aspecto emocional y, como resultado, la intranquilidad permanece encerrada en él.

Omitir estas respuestas naturales sólo ofrece un corto alivio y, por lo general, se acompaña de efectos secundarios desagradables.

La ironía de todo esto es que muchos de ustedes, que quizá desayunaron hoy con la moral baja como resultado de su condición médica actual, desconcertados por el fracaso rotundo de la ciencia para aliviar esa grave situación y sin tener idea de qué hacer ahora, se sorprenderán al descubrir que la causa de todo su malestar ha estado en el plato frente a ustedes, frente a sus ojos todo este tiempo.

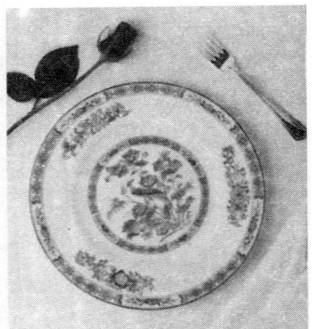

Martin F. Healy.

Apéndice 1

Profesor J.R. Worsley

Un tipo de acupuntura con un enfoque emocional casi exclusivo se conoce como Acupuntura de los Cinco Elementos. El profesor J. R. Worsley hizo más que cualquier otra persona para traer este particular estilo al mundo occidental. Worsley es un inglés que estudió acupuntura en Taiwán y en otras partes del Lejano Oriente a principios de los sesenta. Después de regresar del Oriente, Worsley estuvo muchos años organizando aspectos de la compleja maraña de la naturaleza humana para formular el punto de vista de la Acupuntura de los Cinco Elementos. El sistema se dirige a tocar el aspecto emocional de la vida del paciente. Fundó el *College of Traditional Acupuncture*, en Inglaterra, para enseñar este tipo de tratamiento.

El énfasis de Worsley funciona conjuntamente con el trabajo de otros doctores occidentales del siglo pasado que desarrollaban tratamientos enfocados a aliviar el estrés y las preocupaciones de sus pacientes. De los que influyeron más en este campo son el médico homeópata alemán Samuel Hahnemann y el doctor herbolario inglés Edward Bach (ver Apéndice 2).

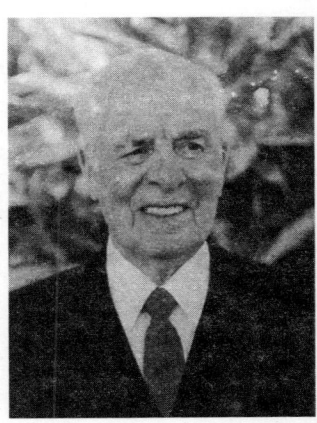

Existen muchos estilos diferentes de acupuntura, cada uno con un énfasis diferente. No es que uno sea superior a otro pues diferentes estilos convienen a diferentes condiciones; pero yo opino que la Acupuntura de los Cinco Elementos, como la enseñó Worsley, es particularmente adecuada para personas que padecen alergias.

Apéndice 2

Dr. Edward Bach *(médico y herbolario) (1886-1936)*

Para el cambio del siglo pasado, Edward Bach, médico, patólogo, bacteriólogo y herbolario, reconoció que muchas enfermedades se derivaban de la toxicidad intestinal.

En el *University College Hospital*, en Londres, después de muchos años de trabajar con la medicina general, Bach estudió bacteriología. Descubrió que los microbios intestinales, los cuales no eran considerados importantes sino hasta entonces, estaban íntimamente conectados a muchas enfermedades crónicas y de larga duración.

Descubrió que unos microbios se encontraban presentes en los intestinos de todos sus pacientes que sufrían de enfermedades crónicas. Investigaciones posteriores mostraron que los mismos microbios estaban presentes en personas sanas pero que eran más prolíferos en personas que padecían enfermedades activas. Comenzó a investigar dichos microbios, su relación con enfermedades en particular y por qué existían en tales cantidades.

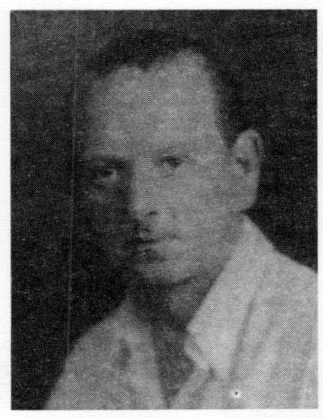

Bach comenzó a entender que la causa principal de la toxicidad intestinal era la dieta. Notó que la gente que llevaba una dieta sana producía heces diferentes a las de quienes llevaban una mala dieta. Descubrió que existía una relación entre la enfermedad y la cantidad de bacterias tóxicas presentes en el intestino. En casi todos los casos, en cuanto la bacteria fecal comenzaba a decrecer, la enfermedad empezaba a desaparecer. También sucede lo contrario, a medida que la cantidad de bacterias aumenta, la condición comienza a empeorar.

Bach descubrió que estas bacterias intestinales anormales no ocasionaban enfermedades por ellas mismas; el peligro radica en las toxinas que producen lentamente. Esta acción, continua y prolongada, es la que disminuye de manera gradual la vitalidad del individuo y así aumenta su susceptibilidad a enfermedades crónicas y agudas.

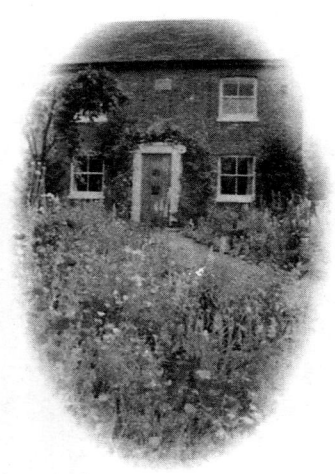

El *Dr. Edward Bach Centre*, Mount Vernon, Sotwell, Oxfordshire, Inglaterra.

Bach escribió en sus notas que el humano contrae la infección a temprana edad y es tan común que estos organismos se encuentren en adultos y niños que muchos laboratorios consideran que su presencia es razonablemente normal. No obstante, la mejoría importante en la salud que se asocia a su eliminación comprueba que no son nada parecido a habitantes normales.

Después de muchos años de investigar el fenómeno de las bacterias intestinales, Bach no logró convencer a sus colegas médicos de su importancia para la medicina. Finalmente se desilusionó de la medicina occidental y la abandonó por completo. Salió de los hospitales de Londres y de su práctica profesional y se estableció en Oxfordshire, donde dedicó el resto de sus días al estudio de la verdadera naturaleza de la enfermedad. Durante esos años en las afueras de Oxford comprendió con claridad la manera en que el estrés y las preocupaciones afectan a cualquier condición médica. También en este periodo fundó el *Edward Bach Centre* y desarrolló los famosos remedios de Flores de Bach.

Apéndice 3

Simon Charles *(homeópata y psicoterapeuta)*

Simon Charles es un inglés que estudió medicina natural durante los años setenta. Trabajamos juntos en Londres y en este tiempo observé su particular habilidad para tratar a pacientes con estrés crónico.

En general, el estrés que experimentamos puede considerarse de naturaleza aguda o crónica. El estrés agudo es en episodios cortos y es ocasionado por eventos como pérdida, término de una relación y otras penas y desilusiones que forman parte de la vida cotidiana, junto con el estrés diario del trabajo, fechas de pagos, tránsito, etc. Al parecer, la gente que padece alergias es más sensible a los efectos de dicho estrés. En dichos casos, la acupuntura es la manera más rápida y que ofrece más apoyo para que la persona reestablezca su condición.

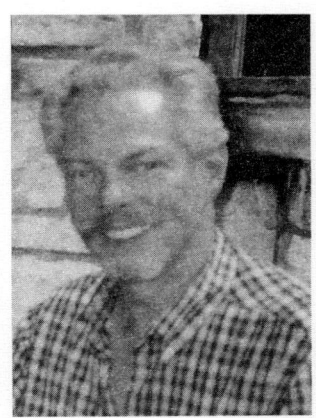

El estrés crónico es diferente y por lo general se asocia a creencias y miedos negativos y profundamente arraigados. La mejor manera de enfrentar dichos problemas es trabajar con un psicoterapeuta o consejero experimentado.

Referencias

(1) Awazuhara H., Kawai H., et al. (1997) Major allergies in soybean and clinical significance of IgG4 antibodies investigated by IgE- and IgG4 —immunoblotting with sera from soybean-sensitive patients, *Clin Exo Allergy, 27, 3,* pp.325-332

Beauvais F., Hieblot C., et al. (1990) Bimodal IgG4-mediated human basophil activation: Role of eosinophils, *J Immunol*, 144,10, pp-3881-3890

Berrens L. and Homedes I.B. (1991) Relationship between IgE and IgG antibodies in type I allergy, *Allerg Imunnol,* 37, 3-4, pp.131-137

Cavataio F., Iacono G., et al. (1996) Gastroesophageal reflux associated with cow's milk allergy in infants: Which diagnostic examinations are useful?, *Am J Gastroenterol,* 91, 6, pp.1215-1220

Cohen G.A., Hartman G., et al. (1985) Severe anaemia and chronic bronchitis associates with a markedly elevated specific IgG to cow's milk protein, *Ann Allergy,* 55, 1, pp.38-40

Firer M.A., Hosking C.S., et al. (1981) Effect of antigen load on development of milk antibodies in infants allergic to milk, *Br Med J,* 283, 6293, pp.6293-6296

Halpern G.M. and Scott J.R. (1987) Non-IgE antibody mediated mechanisms in food allergy, *Ann Allergy,* 58, 1, pp.14-27

Hofman T. (1995) IgE and IgG antibodies in children with food allergy, *Rocz Akad Med Bialymst,* 40, 3, pp.468-473

Iikura Y., Akimoto, K., et al. (1989) How to prevent allergic disease: I. Study of specific IgE, IgG and IgG4 antibodies in serum of pregnant mothers, cord blood, and infants, *Int Arch Allergy Appl Immunol,* 88, 1-2, pp.250-252

Marinkovich V. (1996) Specific IgG antibodies as markers of adverse reactions to foods, *Monogr Allergy*, 32, pp.221-225

McDonald P.J., Goldblum R.M., et al. (1984) Food protein-induced enterocolitis: Altered antibody response to ingested antigen, *Pediatr Res*, 18,8, pp.751-755

Nakagawa T. (1991) The role of IgG subclass antibodies in the clinical response to immunotherapy in allergic disease, *Clin Exp Allergy,* 21, 3, pp.289-296

Nakagawa T., Mukoyama T., et al. (1986) Egg white-specific IgE and IgG4 antibodies in atopic children, *Ann Allergy*, 57, 5, pp.359-362

Parish W.E. (1970) Short-term anaphylactic IgG antibodies in human sera, *Lancet,* 2, 7673, pp.591-592

Shakib F., Brown H.M., et al. (1986) Study of IgG sub-class antibodies in patients with milk intolerance, *Clin Allergy*, 16, 5, pp.451-458

Taylor C.J., Hendrickse R.G., et al. (1998) Detection of cow's milk protein intolerance by an enzyme-linked immunosorbent assay, *Acta Paediatr Scand*, 77, 1, pp.49-54

Trevino R.J. (1981) Immunologic mechanisms in the production of food sensitivities, *Laryngoscope*, 91, 11, pp.1913-1936

(2) Roitt I.M., Brostoff J., et al. (1996) *Immunology*, 4th ed., London: Mosby

(3) Brighton W.D. (1980) Frequency of occurrences of IgG (S-TS), *Clin Allergy,* 10, 1, pp.97-100

(4) Brostoff J. and Gamlin L. (1992) *A Complete Guide to Food Allergy and Intolerance,* London: Bloomsbury

(5) Walzer M. (1941) Allergy of the abdominal organs, *J Lab Clin Med*, 16, pp.1867-1877 Brummer M. and Walzer M. (1928) Absorption of undigested proteins in human beings: The absorption of unaltered fish protein in adults, *Arch Intern Med*, 42, pp.173-179

Host A. (1994) Cow's milk protein allergy and intolerance in infancy, *Pediatr Allergy Immunol*, 5, pp.5-36

(6) Walker-Smith J.A. (1985) Food allergies and bowel disease, *J Royal Soc Med*, Suppl No. 5, 78, pp.3-6

(7) Brostoff J. and Gamlin L. (1992) *A Complete Guide to Food Allergy and Intolerance*, London. Bloomsbury

(8) Roitt I.M., Brostoff J., et al. (1996) *Immunology*, 4th ed., London: Mosby

(9) (1990) *J Internal Med Suppl*, 732, pp.145-154

(10) Jones B.R. (1978) *Pharmacology for Student and Pupil Nurses*, 2nd ed., Heinermann, pp.139-140

(11) Begley S. (1994) The end of antibiotics, *Newssweek*, Marzo 28, pp.38-44

(12) Mansfield J. (1997) *Asthma Epidemic*, London: Thorsons

(13) Mansfield J. (1997) *Asthma Epidemic*, London: Thorsons

(14) Mc Taggart L. Reading the large print, *What Doctors Don't Tell You*, 4, Vol. 4, No. 6, p6

Couldwell C. Eczema, *What Doctors Don't Tell You*, 5, 1, p.1

(15) Melville A. and Johnson C. (1983) *Cured to Death*, New England Library, pp.164-165

(16) Brostoff J. and Gamlin L. (1992) *A Complete Guide to Food Allergy and Intolerance*, London: Bloomsbury

(17) Philips R.L. (1975) Role of life-style and dietary habits in risk of colon cancer among Seventh-day Adventists, *Cancer Research*, 53, p.3513

Bland J. (1987) *Intestinal Toxicity and Inner Cleansing*, London; Keats

(18) Burkitt D. (1979) *Don't Forget Fibre In Your Diet*, rev. 1983, London: Martin Dunitz

(19) Wood C. (1990) *Say Yes To Life: Feeling Well, Doing Well, Staying Well*, London: Dent

(20) Mansfield J. (1977) *Asthma Epidemic*, London: Thorsons

(21) Meggs W.J., Dunn K.A., Goodman P.E., Davidoff A.L. Prevalence and Nature of Allergy and Chemical Sensitivity in a General Population. Archives of Environmental Health. Julio/agosto 1996, Vol. 5, No. 4, (leer toda la publicación)

(22) Chaitow L. and Trenev N. (1990) *Probiotics*, London: Thorsons, pp.146-163

(23) Chaitow L. and Trenev N. (1990) *Probiotics*, London: Thorsons, pp.146-163

(24) The Health Report, RTE (radio), programa no.38 Fecha de transmisión: 15 de junio, 1999. Entrevistador: Louise Ni Chriodan (periodista investigadora de salud). Entrevistados: Dr. Napoleon Keeling (Gastroenterólogo del St. James Hospital, Dublín) Sr. Martin Healy (Acupunturista, Fitzwilliam Clinic, Dublín)

(25) Lee J.R. (1996) *What Your Doctor May Not Tell You About Menopause*, New York: Warner Books

(25a) Wyngaarden J.B. and Smith I.H. (1988) *Cecil's Textbook of Medicine*, 18th ed: Saunders

(25b) Lee J.R. (1996) *What Your Doctor May Not Tell You About Menopause*, New York: Warner Books

(25c) The Writing Group of PEPI Trial (1995) Effects of oestrogen or oestrogen/progestin regimes on heart disease risk factors in postmenopausal women: The postmenopausal oestrogen/progestin interventions (PEPI) trial. *JAMA*, 273, 3, pp.240-241

Referencias

(25d) (1991) *Harrison's Principles of Internal Medicine*

(25e) Lee J.R. (1996) *What Your Doctor May Not Tell You About Menopause*, New York: Warner Books

(26) Cohen G.A., Hartman G., et al. (1985) Severe anaemia and chronic bronchitis associated with a markedly elevated specific IgG to cow's milk protein, *Ann Allergy,* 55, 1, pp.38-40

Fallstorm S.P., Ahlstedt S., et al. (1986) Serum antibodies against native, processed and digested cow's milk proteins in children with cow's protein intolerance, *Clin Allergy*, 16, 5, pp.417-423

(27) The Role and Diagnostic Value of IgG in Food Sensitivity. Estudio literario independiente realizado entre septiembre y octubre de 1999 por Alison Mathery, bioquímica con doctorado en inmunología. M. Healy posee una copia del estudio.

(28) Mumby K. (1993) *The Complete Guide To Food Allergies and Environmental Illness*, London: Thorsons, pp.49-52

(29) David T.J. (1993) Skin tests: In practice not very helpful. En: *Food and Food Additive Intolerance in Childhood*, Oxford & London: Blackwell Scientific Publications

Mumby K. (1993) *The Complete Guide To Food Allergies and Environmental Illness*, London: Thorsons, pp.49-52

(30) King H.C. and King W.P. (1998) Alternatives in the diagnosis and treatment of food allergies, *Allergy Management for the Otol,* Febrero 1998, 31, 1, pp.141-156

(31) Sampson H.A. (1997) Food Allergy, *JAMA*, 278, 22, pp.1888-1895

Newman Taylor A.J. (1998) ABC of allergies: Asthma and allergy, *Br Med J,* 316

(32) Bischoff Sc, Herrmmann A., Mayer J., Manns M.P. Food Allergy In Patients with Gastrointestinal Disease. Monographs of Allergy, 1996, Vol.32, pp.130-142

Goldman A.S., Kantal A.G., Ham Pong A.J., Goldblun R.M. Food hypersensitivities: Historical perspectives, diagnosis and clinical presentation; Brostoff J.,Challacombe S.J. (Eds): Food Allergy and Intolerance. London, Saunders, 1987, pp.787-805

Bock S.A: Food Challenges in the diagnosis of food Hypersensitivity; in De Weck AL, Sampson H.A. (Eds): Intestinal Immunology and Food Allergy. New York, Raven Press, 1995, pp.105-117

(33) Barnard J. (ed.) (1987) *Collected Writings of Edward Bach,* Hereford: Bach Education Programme, pp.157-182

(34) Eckman P. (1996) *In The Foodsteps Of The Yellow Emperor,* New York: Cypress Books, pp.xiii-xix

(35) Pert C. (1997) *Molecules of Emotion,* New York: Simon & Schuster, pp.307-308

(36) Inglis B. (1981) *The Diseases of Civilisation,* London: Hodder and Stoughton, p.171

Bibliografía

Austin, Mary (1981) *Acupuncture Therapy: The Philosophy, Principles and Methods of Chinese Acupuncture*, Wellingborough: Turnstone Press

Barnard, Julian (ed.) (1987) *Collected Writings of Edward Bach*, Hereford: Bach Educational Programme

Briard, Jacques (1979) *The Bronze Age in Barbarian Europe: From the Megaliths to the Celts,* trans. Mary Turton, London: Routledge & Kegan Paul

Brostoff, Jonathan and Gamlin, Linda (1992) *A Complete Guide To Food Allergy and Intolerance*, London: Bloomsbury

Byrivers, Patricia (1985)*Goodbye to Arthritis: How to Recognize and Overcome Allergic Arthritis*, London: Century Arrow Books

Eckman, Peter (1996) *In The Footsteps Of The Yellow Emperor*, New York: Cyprus Books

Hicks, Angela and Hicks, John (1999) *Healing Your Emotions*, London: Thorsons

Inglis, Brian (1981) *The Diseases of Civilisation,* London: Hodder and Stoughton

Leakey, Richard E. and Lewin, Roger (1981) *The People Of The Lake: Man, His Origins, Nature and Future*, Harmondsworth: Penguin

Lee, John R. (1996) *What Your Doctor May Not Tell You About Menopause*, New York: Warner Books

MacKarness, Richard (1976) *Not All In The Mind*, London: Pan Books

MacKarness, Ricahrd (1980) *Chemical Victims*, London: Pan Books

Mansfield, John (1997) *Asthma Epidemic*, London: Thorsons

Mole, Peter (1992) *Acupuncture: Energy Balancing for Body, Mind and Spirit*, Shaftesbury: Element Books

Mumby, Keith (1993) *The Complete guide To Food Allergies and Environmental Illness*, London: Thorsons

Pert, Candice B. (1997) *Molecules of Emotion*, New York: Simon & Schuster

Ring, J. (1997) Allergy and Modern Society: Does "Western life style" promote the development of allergies? *Int Arch Immunol*, 113, pp.7-10

Veith, Ilza (1972) *The Yellow Emperor's Classic of Internal Medicine*, Berkeley, CA: University of California Press

Walker, Smith, J.A. (1985) Food allergies and bowel disease, *J Royal Soc Med,* Suppl. No. 5, 78

Wei-P'ing Wu (1962) *Chinese Acupuncture*, trans. Plilip chancellor, Wellingborough, Northampton: Health Science Press

TÍTULOS DE ESTA COLECCIÓN

50 Formas Sencillas de Consentirte
50 Formas Sencillas de Consentir a tu Bebé
365 Maneras de Energetizar tu Cuerpo, Mente y Alma
365 Formas para Relajar tu Mente, Cuerpo y Espíritu
Aromaterapia para Practicantes. *Ulla-Maija Grace*
Baños Sanadores con Aromaterapia. *M. V. Lazzara*
Bodynetics. *Gustavo Levy*
Canalización. *Roxanne McGuire*
Colores y Aromas. *Susy Chiazzari*
Corazón Saludable. *David Hoffmann*
Cura tus Alergias y Goza de tu Vida. *Martin F. Healy*
Do-In. *May Ana*
Drogas Peligrosas. *Carol Falkowski*
Duerme Profundamente esta Noche. *B. L. Heller*
El Libro del Yoga. *Imelda Garcés Guevara*
Energía y Reflexología. *Madeleine Tourgeon*
Escuchando a tu Alma. *Dick Wilson*
Herbolaria Mexicana. *Dr. Edgar Torres Carsi*
Hidroterapia. La Cura por el Agua. *Yolanda Morales*
La Anatomía Energética y la Polaridad. *M. Guay*
La Autopolaridad. *Michelle Guay*
La Ciencia de los Chakras. *Daniel Briez*
La Mente. Masajes Mentales. *M.E. Maundrill*
La Música... El Sonido que Cura. *K. y R. Mucci*
Las Maravillas del Masaje. *Imelda Garcés Guevara*
Manual Completo de Esferas Chinas. *Ab Williams*
Masajes para Bebés. *Gilles Morand*
Meditación Práctica. *Steve Haunsome*
Meditación y Paz. *Imelda Garcés Guevara*
Naturopatía
Reiki. Guía Práctica. *Bill Waites y Master Naharo*
Reiki Plus. La Curación Natural. *David G. Jarrell*
Reiki Plus. Manual de Prácticas Profesional. *Jarrell*
Relajación Inmediata. *Alain Marillac*
Renacer con las Flores de Bach. *Fils du Bois*
Respiración. Método Básico. *K. Taylor*
Salud con Colores. Guía Práctica. *Graham Travis*
Sanación. Reiki. *C. G. Peychard*
Sanación Natural del Dolor. *Jan Sadler*
Sanación Solar. *Richard Hobday*
Siéntete de Maravilla Hoy. *Stephanie Tourles*
Tu Cabello Naturalmente Sano. *M. B. Janssen*
Tu Cuerpo y sus Secretos. *Jocelyne Cooke*
Tu Rostro y su Secretos. *Jocelyne Cooke*
Tus Lunares, ¿qué expresan? *Pietro Santini*
Tus Pies. Su Cuidado Natural. *S. Tourles*
Un Arte de Ver. *Aldous Huxley*

Impreso en Offset Libra

Francisco I. Madero 31

San Miguel Iztacalco,

México, D.F.